DAS VEGANE DIÄT-KOCHBUCH FÜR TYP 2 :

Mit einfachen und leckeren Rezepten mit Zucker umgehen

Dr. Angela Durbin

Vorwort

Willkommen bei "Deal with sugar with simple and delicious recipes". Dieses Buch ist ein Leuchtfeuer der Hoffnung und Ermächtigung für diejenigen, die sich auf dem komplexen Terrain des Typ-2-Diabetes bewegen und gleichzeitig einen veganen Lebensstil annehmen.

Das Leben mit Typ-2-Diabetes kann zahlreiche Herausforderungen mit sich bringen, die ein empfindliches Gleichgewicht zwischen der Kontrolle des Blutzuckerspiegels und dem Genuss schmackhafter, sättigender Mahlzeiten erfordern. Die Reise zum Wohlbefinden beginnt oft mit der Auswahl der Lebensmittel, und dieses Kochbuch ist bestrebt, Ihr zuverlässiger Begleiter zu sein und bietet eine Fundgrube köstlicher Rezepte, die auf Ihre Gesundheitsziele zugeschnitten sind.

Die Verschmelzung einer veganen Ernährung und der Behandlung von Typ-2-Diabetes mag zunächst entmutigend erscheinen, aber dieses Kochbuch versucht, alle Bedenken zu zerstreuen. Es ist ein Fest der kulinarischen Kreativität und bietet eine vielfältige Auswahl an pflanzlichen Rezepten, die nicht nur einfach zuzubereiten sind, sondern auch vor Geschmack und Vitalität nur so strotzen. Diese Rezepte wurden sorgfältig kuratiert, um die Ernährungsbedürfnisse von Menschen mit Typ-2-Diabetes zu berücksichtigen und gleichzeitig sicherzustellen, dass Geschmack und Einfachheit im Vordergrund stehen.

Auf diesen Seiten entdecken Sie eine Auswahl an Gerichten, die von Frühstücksköstlichkeiten über herzhafte Hauptgerichte bis hin zu köstlichen Desserts reichen. Jedes Rezept ist sorgfältig ausgearbeitet, um die perfekte Balance zwischen Nährstoffen und Geschmack zu finden, so dass Sie jeden Bissen genießen können, ohne Kompromisse bei Ihren Gesundheitszielen einzugehen.

Darüber hinaus soll dieses Buch über die verlockenden Rezepte hinaus ein Leitfaden sein – eine Ressource voller wertvoller Erkenntnisse, Tipps und Strategien für den effektiven Umgang mit Typ-2-Diabetes durch eine vegane Ernährung. Es zielt darauf ab, Sie mit Wissen auszustatten und fundierte Entscheidungen zu ermöglichen, die Ihr Wohlbefinden fördern und Ihre Lebensqualität verbessern.

Wenn Sie sich auf diese kulinarische Reise begeben, möge dieses Buch Ihnen als vertrauenswürdiger Begleiter dienen und Sie dazu inspirieren, die vielfältigen Möglichkeiten einer veganen Ernährung zu erkunden und gleichzeitig Ihren Typ-2-Diabetes effektiv zu behandeln. Nehmen Sie diese Rezepte mit Begeisterung an, experimentieren Sie mit Aromen und genießen Sie die Freude, Ihren Körper und Ihre Seele mit gesunden, köstlichen Mahlzeiten zu nähren.

Mit einer Mischung aus kulinarischem Fachwissen und einem herzlichen Engagement für die Gesundheit will "The Vegan Diet Cookbook for Type 2 Diabetes: Managing Sugar with Easy and Delicious Recipes" mehr als nur eine Sammlung von Rezepten sein – es strebt danach, ein Katalysator für positive Veränderungen und ein Leuchtfeuer der Hoffnung für eine lebendige, gesündere Zukunft zu sein.

Herzliche Grüße,

Dr. Angela Durbin

Vorwort

Willkommen bei "Das vegane Kochbuch für Typ-2-Diabetes: Zucker mit einfachen und leckeren Rezepten managen". Als leidenschaftlicher Verfechter eines gesunden Lebens und fest an die Kraft des Essens als Medizin glaube ich sehr, diese Sammlung von Rezepten und Erkenntnissen zu teilen, die speziell auf Menschen zugeschnitten sind, die mit Typ-2-Diabetes zu kämpfen haben und gleichzeitig einen veganen Lebensstil pflegen.

Das Leben mit Typ-2-Diabetes bedeutet oft, die Ernährungsgewohnheiten zu überdenken, um einen stabilen Blutzuckerspiegel und die allgemeine Gesundheit aufrechtzuerhalten. In diesem Vorwort möchte ich Ihnen eine führende Hand reichen und Ihnen ein tieferes Verständnis für die Reise vermitteln, auf die wir uns gemeinsam begeben werden.

Die Entscheidung, sich vegan zu ernähren, wurzelt oft im Wunsch nach besserer Gesundheit, ethischen Überlegungen oder Umweltbewusstsein. Die Integration dieses Lebensstils in die Behandlung von Typ-2-Diabetes kann jedoch Herausforderungen mit sich bringen – Herausforderungen, denen ich persönlich begegnet bin und die ich gemeistert habe.

Dieses Kochbuch ist nicht nur eine Zusammenstellung von Rezepten; Es ist ein Höhepunkt meiner Erfahrungen, meiner Forschung und meines Engagements, eine Ressource zu schaffen, die den Weg zum Wohlbefinden vereinfacht. Ich verstehe die Komplexität und die Unsicherheiten, die oft mit einem neuen Ernährungsansatz einhergehen, insbesondere bei der Behandlung eines Gesundheitszustands wie Typ-2-Diabetes.

Die Rezepte auf diesen Seiten werden mit akribischer Sorgfalt zubereitet, wobei der Schwerpunkt auf nährstoffreichen, pflanzlichen Zutaten liegt und gleichzeitig sichergestellt wird, dass jedes Gericht sowohl schmackhaft als auch handhabbar für Ihren Lebensstil ist. Darüber hinaus habe ich mich bemüht, diese Rezepte für alle zugänglich zu machen, unabhängig von kulinarischem Fachwissen oder Vertrautheit mit dem Veganismus.

In diesem Buch finden Sie Rezepte, die auf verschiedene Geschmäcker, Vorlieben und Ernährungsbedürfnisse zugeschnitten sind. Von lebendigen Salaten bis hin zu wohltuenden Eintöpfen, von gesunden Frühstücksoptionen bis hin zu köstlichen Desserts – jedes Rezept wurde sorgfältig entwickelt, um Ihre Gesundheitsziele zu unterstützen, ohne Kompromisse bei Geschmack oder Zufriedenheit einzugehen.

Darüber hinaus habe ich praktische Tipps, Ernährungsrichtlinien und Erkenntnisse von Experten aus den Bereichen Ernährung und Diabetesmanagement integriert. Ich ermutige Sie, diese Rezepte nicht nur zu erkunden, sondern auch die Fülle der bereitgestellten Informationen aufzunehmen und sich mit dem notwendigen Wissen auszustatten, um fundierte Entscheidungen über Ihre Gesundheit und Ernährung zu treffen.

Während Sie sich in diese Seiten vertiefen, lade ich Sie ein, diese Reise als eine Gelegenheit für Wachstum, Entdeckung und Ermächtigung zu nutzen. Lassen Sie dieses Buch als vertrauenswürdiger Begleiter dienen, der Sie zu einer erfüllenden und köstlichen Art des Umgangs mit Typ-2-Diabetes führt, während Sie mit einer lebendigen veganen Ernährung gedeihen.

Danke, dass Sie mir das Privileg geben, Teil Ihrer Gesundheitsreise zu sein. Mögen diese Rezepte Ihren Körper nähren, Ihren Geist erheben und eine neue Freude an der Kunst der Zubereitung gesunder, pflanzlicher Mahlzeiten wecken, die auf die Behandlung von Typ-2-Diabetes zugeschnitten sind.

Ich wünsche Ihnen Gesundheit und kulinarischen Genuss,

Dr. Angela Durbin

INHALTSVERZEICHNIS

EINLEITUNG

Willkommen zu einer kulinarischen Reise, die Köstlichkeit neu definiert und sich gleichzeitig für Ihr Wohlbefinden einsetzt! In The Vegan Diet Cookbook, das auf Typ-2-Diabetes zugeschnitten ist, begeben wir uns auf eine schmackhafte Expedition, bei der lebendige pflanzliche Zutaten auf die Kunst der Zubereitung von Mahlzeiten treffen, die nicht nur Ihre Geschmacksknospen verwöhnen, sondern auch aktiv dazu beitragen, Ihren Zuckerspiegel zu kontrollieren.

Vorbei sind die Zeiten, in denen der Geschmack für die Gesundheit kompromittiert wurde; Hier zelebrieren wir die Harmonie zwischen leckerem und achtsamem Essen. Jedes Rezept ist ein Beweis für die Überzeugung, dass die Ernährung Ihres Körpers ein köstliches Abenteuer sein kann. Machen Sie sich bereit, die Symphonie der Aromen, Farben und Texturen zu genießen, die die vielfältige Welt der veganen Küche ausmachen, die aufwendig gestaltet wurde, um Sie auf Ihrem Weg zu einem ausgewogenen und diabetesfreundlichen Lebensstil zu unterstützen.

Begleiten Sie uns in die Küche, wo wir den Reichtum pflanzlicher Zutaten mit der Weisheit des Managements von Typ-2-Diabetes verweben. Lassen Sie sich von diesem Kochbuch zu Ihrem Kompass machen, der Sie durch eine Reihe von leicht verständlichen Rezepten führt, die die Gesundheit in den Vordergrund stellen, ohne auf die Freude an einer köstlichen Mahlzeit zu verzichten. Es ist an der Zeit, jeden Bissen zu genießen, in dem Wissen, dass Sie nicht nur das Essen genießen – Sie nehmen einen Lebensstil an, der sich um Ihr Wohlbefinden kümmert, ein köstliches Rezept nach dem anderen.

Veganer Lebensstil für das Diabetes-Management

Ein veganer Lebensstil für das Diabetes-Management ist nicht nur eine Ernährungsentscheidung. Es ist eine kraftvolle und ermächtigende Entscheidung, die Kontrolle über Ihre Gesundheit zurückzugewinnen. Indem Sie einen pflanzlichen Ansatz verfolgen, öffnen Sie die Tür zu einer Welt nährstoffreicher, ballaststoffreicher Lebensmittel, die aktiv zur Stabilisierung des Blutzuckerspiegels beitragen.

Im Mittelpunkt dieses Lebensstils steht die außergewöhnliche Fähigkeit pflanzlicher Lebensmittel, eine Symphonie von Nährstoffen zu bieten, ohne die Nachteile, die oft mit tierischen Produkten verbunden sind. Eine vegane Ernährung legt den Schwerpunkt auf Vollkornprodukte, Hülsenfrüchte, Obst und Gemüse und liefert eine Vielzahl von Vitaminen, Mineralien und Antioxidantien. Diese Komponenten arbeiten harmonisch zusammen, um die allgemeine Gesundheit zu unterstützen und bei der effektiven Behandlung von Diabetes zu helfen.

Darüber hinaus kann ein veganer Lebensstil ein Katalysator für das Gewichtsmanagement sein, ein entscheidender Faktor in der Diabetesversorgung. Pflanzliche Ernährung ist von Natur aus weniger gesättigte Fette und Kalorien und enthält gleichzeitig mehr Ballaststoffe, fördert ein gesundes Gewicht und unterstützt die Insulinsensitivität.

Abgesehen von den physiologischen Vorteilen gibt es eine unbestreitbare ethische und ökologische Dimension, wenn man sich für einen veganen Weg entscheidet. Wenn du dich für eine pflanzliche Ernährung entscheidest, richtest du deinen Teller auf Nachhaltigkeit und Mitgefühl aus und triffst Entscheidungen, die nicht nur dein persönliches Wohlbefinden steigern, sondern auch zu einer harmonischeren Beziehung zum Planeten beitragen.

Auf diesem Weg, einen veganen Lebensstil für das Diabetes-Management anzunehmen, wird jede Mahlzeit zu einer Gelegenheit zur Selbstfürsorge, zu einem köstlichen Akt der Freundlichkeit gegenüber Ihrem Körper. Lassen Sie also die leuchtenden Farben und Aromen pflanzlicher Güte zu Ihren Verbündeten auf der Suche nach einem ausgewogenen, diabetesfreundlichen Leben werden. Es ist nicht nur eine Ernährungsumstellung; Es ist eine transformative Umarmung des Wohlbefindens, ein pflanzlicher Teller nach dem anderen.

Ausgewogener Geschmack und Nährstoffe in jedem Bissen

Die Balance zwischen Geschmack und Nährstoffen in jedem Bissen ist der kunstvolle Tanz der Kreation von Mahlzeiten, die nicht nur den Gaumen erfreuen, sondern auch den Körper nähren. Im Bereich des Diabetes-Managements durch eine vegane Lebensweise wird diese Synergie besonders wichtig, da jeder Bissen die doppelte Verantwortung trägt, die Gesundheit zu fördern und die Sinne zu befriedigen.

Der Geschmack, der bezaubernde Dirigent des kulinarischen Orchesters, wird in diesem empfindlichen Gleichgewicht nicht geopfert, sondern erhöht. Das lebendige Spektrum an Kräutern, Gewürzen und sorgfältig ausgewählten Zutaten verwandelt jedes Gericht in ein sinnliches Fest. Spritzige Zitrusfrüchte, kräftige Kräuter und die subtile Schärfe der Gewürze werden zu den Pinselstrichen, die ein Meisterwerk auf die Geschmacksknospen malen.

Doch inmitten dieser Symphonie der Aromen steht die Nährstoffzusammensetzung im Mittelpunkt. Jede Zutat ist ein zielgerichteter Akteur im Ernährungsorchester und trägt Vitamine, Mineralien, Antioxidantien und Ballaststoffe bei. Das Ziel ist nicht nur die Befriedigung des Geschmacks, sondern ein ganzheitlicher Ansatz für das Wohlbefinden, der die tiefgreifenden Auswirkungen jedes Nährstoffs auf das Gleichgewicht des Körpers anerkennt, insbesondere im Zusammenhang mit Diabetes.

Das Gleichgewicht zwischen Geschmack und Nährstoffen bei jedem Bissen wird zu einem bewussten und freudigen Akt der Selbstfürsorge. Es ist eine kulinarische Philosophie, die die tiefe Verbindung zwischen dem, was wir essen, und dem, wie wir uns fühlen, anerkennt. In diesem delikaten Tanz stellen wir fest, dass Mahlzeiten sowohl eine Quelle des Vergnügens als auch ein Werkzeug für die Ernährung sein können, ein Beweis für die Idee, dass gesunde Entscheidungen die Freude am Essen nicht beeinträchtigen müssen. Lassen Sie also jeden Bissen eine harmonische Mischung aus Geschmack und Nährstoffen sein, ein Schritt in Richtung eines lebendigen, schmackhaften und gut genährten Lebens.

UTENSILIEN FÜR DIE KÜCHE

Unverzichtbare Werkzeuge und Zutaten

Um Ihre Küche für den Erfolg auf einer veganen, diabetesfreundlichen Reise auszustatten, müssen Sie einen Werkzeugkasten mit wichtigen Werkzeugen und eine Speisekammer mit durchdachten Zutaten zusammenstellen. Hier ist ein Leitfaden zu den wichtigsten Elementen, die zu Ihren Verbündeten bei der Zubereitung schmackhafter und nahrhafter Mahlzeiten werden:

Wesentliche Werkzeuge:

1. Hochwertiger Mixer:
   - Ideal für Smoothies, Saucen und cremige Texturen ohne Zusatz von Fetten.

2. Scharfes Kochmesser:
   - Ein vielseitiges, hochwertiges Messer zum Zerkleinern von frischem Gemüse, Obst und Kräutern.

3. Antihaft-Kochgeschirr:
   - Fördert gesundes Kochen mit wenig Öl und erleichtert so die Kontrolle der Fettaufnahme.

4. Dampfer-Korb:
   - Perfekt zum Bewahren von Nährstoffen beim Kochen von Gemüse und Getreide.

5. Küchenmaschine:
   - Unverzichtbar für schnelles Hacken, Schneiden und Zubereiten verschiedener Zutaten.

6. Mandoline-Aufschnitt:
   - Sorgt für ein gleichmäßiges Schneiden von Gemüse und Obst und unterstützt ein gleichmäßiges Kochen.

7. Hochwertige Backbleche und Pfannen:
   - Ungiftige, antihaftbeschichtete Optionen zum Braten und Backen, ohne die Gesundheit zu beeinträchtigen.

8. Gemüse-Spiralschneider:
   - Verleiht Mahlzeiten Kreativität, indem Gemüse in Nudeln oder Spiralen verwandelt wird.

Intelligente Grundnahrungsmittel für die Speisekammer:

1. Vollkornprodukte:

   - Quinoa, brauner Reis, Gerste und Hafer für anhaltende Energie und Ballaststoffe.

2. Hülsenfrüchte:

   - Linsen, Kichererbsen, schwarze Bohnen und andere Hülsenfrüchte für pflanzliches Protein.

3. Gesunde Fette:

   - Avocado, Nüsse, Samen und Olivenöl für herzgesunde Fette.

4. Kräuter und Gewürze:

   - Eine vielfältige Auswahl, um Tiefe und Geschmack ohne überschüssiges Salz oder Zucker hinzuzufügen.

5. Hefeflocken:

   - Fügt einen käsigen Geschmack hinzu und ist reich an B-Vitaminen.

6. Pflanzliche Proteine:

   - Tofu, Tempeh und Edamame für Proteinvielfalt.

7. Tomatenmark aus der Dose:

   - Eine Basis für viele Saucen und Eintöpfe ohne Zuckerzusatz.

8. Milchfreie Milchalternativen:

   - Mandel-, Soja- oder Hafermilch für vielseitiges pflanzliches Kochen.

Wenn Sie Ihre Küche mit diesen unverzichtbaren Werkzeugen und Zutaten ausstatten, ebnet dies den Weg für ein nahtloses und angenehmes Kocherlebnis, bei dem Gesundheit und Geschmack in jeder kulinarischen Kreation zusammenkommen.

Cleveres Einkaufen für eine diabetikerfreundliche Speisekammer

Kluges Einkaufen für eine vegane, diabetikerfreundliche Speisekammer bedeutet, fundierte Entscheidungen zu treffen, die sowohl mit gesundheitlichen als auch mit pflanzlichen Prinzipien übereinstimmen. Hier ist eine Anleitung, wie Sie durch die Gänge navigieren und eine Speisekammer aufbauen können, die Ihr Wohlbefinden unterstützt:

1. Etiketten achtsam lesen:

   - Prüfen Sie Produktetiketten auf versteckten Zucker, übermäßiges Salz und unnötige Zusatzstoffe. Entscheiden Sie sich für vollwertige, minimal verarbeitete Lebensmittel.

2. Priorisieren Sie Vollkornprodukte:
   - Bevorzugen Sie Vollkornprodukte wie Quinoa, braunen Reis und Haferflocken anstelle von raffiniertem Getreide. Diese liefern nachhaltig Energie und sind reich an Ballaststoffen.

3. Leguminosen erkunden:
   - Decken Sie sich mit einer Vielzahl von Hülsenfrüchten wie Linsen, Kichererbsen und schwarzen Bohnen ein. Sie sind ausgezeichnete Quellen für pflanzliche Proteine und Ballaststoffe.

4. Nehmen Sie gesunde Fette an:
   - Nehmen Sie Quellen für gesunde Fette wie Avocados, Nüsse, Samen und Olivenöl auf. Diese Fette unterstützen die Herzgesundheit und helfen, den Blutzuckerspiegel zu kontrollieren.

5. Gehen Sie frisch und saisonal vor:
   - Bevorzugen Sie frische Produkte und wählen Sie saisonales Obst und Gemüse. Sie schmecken nicht nur besser, sondern bieten auch eine Vielzahl an Nährstoffen.

6. Achtsame Konserven:
   - Entscheiden Sie sich für Konserven ohne Zucker- oder Natriumzusatz. Tomaten, Bohnen und Gemüse aus der Dose können eine praktische Ergänzung für Ihre Speisekammer sein.

7. Diversifizieren Sie die Proteinquellen:
   - Integrieren Sie pflanzliche Proteine wie Tofu, Tempeh und Edamame für Abwechslung. Diese Alternativen sind proteinreich ohne die gesättigten Fette, die in einigen tierischen Produkten enthalten sind.

8. Kräuter und Gewürze in Hülle und Fülle:
   - Bauen Sie eine Sammlung von Kräutern und Gewürzen auf, um Geschmack hinzuzufügen, ohne sich auf übermäßiges Salz oder Zucker zu verlassen. Das Experimentieren mit verschiedenen Gewürzen kann Ihre Mahlzeiten aufwerten.

9. Prüfen Sie die Optionen für pflanzliche Milch:
   - Entdecken Sie pflanzliche Milchalternativen wie Mandel-, Soja- oder Hafermilch. Wählen Sie ungesüßte Sorten, um Zuckerzusatz zu vermeiden.

10. Planen Sie im Voraus und erstellen Sie eine Liste:
   - Planen Sie Ihre Mahlzeiten für die Woche und erstellen Sie eine Einkaufsliste. Dies hilft Ihnen, sich darauf zu konzentrieren, nur das zu kaufen, was Sie brauchen, und verringert die Versuchung, weniger gesunde Optionen zu kaufen.

11. Wählen Sie Vollwert-Snacks:

- Entscheiden Sie sich für Vollwertsnacks wie frisches Obst, rohe Nüsse oder Gemüsesticks. Vermeiden Sie stark verarbeitete Snacks, die versteckten Zucker enthalten können.

12. Bleiben Sie hydriert:

- Priorisieren Sie Wasser als Hauptgetränk. Schränken Sie zuckerhaltige Getränke ein und entscheiden Sie sich für Abwechslung bei Kräutertees oder aufgegossenem Wasser.

Beeren-Mandelbutter-Smoothie:

Zutaten:

- 1 Tasse gemischte Beeren (Erdbeeren, Heidelbeeren, Himbeeren)
- 1 Banane, tiefgekühlt
- 1 Esslöffel Mandelmus
- 1 Tasse ungesüßte Mandelmilch
- 1/2 Tasse einfacher, ungesüßter griechischer Joghurt (oder eine milchfreie Alternative)
- Eiswürfel (optional)

Anweisungen:

1. Die gemischten Beeren, die gefrorene Banane, das Mandelmus, die Mandelmilch und den griechischen Joghurt in einen Mixer geben.
2. Mixen, bis eine glatte und cremige Masse entsteht.
3. Nach Belieben Eiswürfel hinzufügen und erneut mixen, bis die gewünschte Konsistenz erreicht ist.
4. In ein Glas füllen und nach Belieben mit ein paar ganzen Beeren oder einer Prise gehobelter Mandeln garnieren.

Nährwertangaben (pro Portion):

- Kalorien: ca. 250 kcal
- Eiweiß: 10g
- Fett: 12g
- Kohlenhydrate: 30g
- Ballaststoffe: 7g
- davon Zucker: 16g

Zubereitungszeit: 5 Minuten

Anzahl der Portionen: 2 Portionen

Avocado-Tomaten-Frühstücks-Wrap:

Zutaten:

- 1 große Vollkorntortilla
- 1 reife Avocado, in Scheiben geschnitten
- 1 große Tomate, in Scheiben geschnitten

- 2 große Eier (oder Tofu-Rührei für eine vegane Option)
- Salz und Pfeffer nach Geschmack
- Frischer Koriander, gehackt (optional)
- Salsa oder scharfe Soße (optional)

Anweisungen:

1. Eine beschichtete Pfanne bei mittlerer Hitze erhitzen.
2. Wenn Sie Eier verwenden, schlagen Sie sie in der Pfanne auf, würzen Sie sie mit Salz und Pfeffer und rühren Sie sie, bis sie gar sind. Für eine vegane Variante bereitest du ein Tofu-Rührei zu, indem du festen Tofu in die Pfanne bröckelst und nach Belieben würzt.
3. Die Tortilla in der Pfanne oder Mikrowelle für ein paar Sekunden erwärmen.
4. Die Tortilla flach hinlegen und die Avocado- und Tomatenscheiben in der Mitte verteilen.
5. Die gekochten Eier oder das Tofu-Rührei auf die Avocado und die Tomate geben.
6. Mit frischem Koriander bestreuen und nach Belieben mit Salsa oder scharfer Sauce bestreuen.
7. Falte die Seiten der Tortilla über die Füllung, sodass ein Wrap entsteht.

Nährwertangaben (pro Portion):

- Kalorien: ca. 400 kcal
- Eiweiß: 15g
- Fett: 24g
- Kohlenhydrate: 35g
- Ballaststoffe: 10g
- Zucker: 3g

Zubereitungszeit: 10 Minuten

Anzahl der Portionen: 1 Portion

Chiasamenpudding mit frischen Früchten:

Zutaten:

- 3 Esslöffel Chiasamen
- 1 Tasse ungesüßte Mandelmilch (oder pflanzliche Milch)
- 1/2 Teelöffel Vanilleextrakt
- 1 Esslöffel Ahornsirup (optional, für die Süße)
- Frisches Obst zum Topping (z.B. Beeren, Bananenscheiben, Kiwi)

Anweisungen:

1. In einer Schüssel Chiasamen, Mandelmilch, Vanilleextrakt und Ahornsirup (falls verwendet) vermischen.
2. Gut verrühren und darauf achten, dass keine Chiasamenklumpen entstehen.
3. Lassen Sie die Mischung etwa 5 Minuten ruhen und rühren Sie dann erneut mit dem Schneebesen um, um alle verbleibenden Klumpen aufzulösen.
4. Die Schüssel abdecken und für mindestens 2 Stunden oder über Nacht in den Kühlschrank stellen, damit die Chiasamen die Flüssigkeit aufnehmen und eine puddingartige Konsistenz bilden können.
5. Vor dem Servieren den Pudding umrühren, um eine gleichmäßige Konsistenz zu gewährleisten.
6. Kurz vor dem Servieren mit frischen Früchten garnieren.

Nährwertangaben (pro Portion):
- Kalorien: ca. 180 kcal
- Eiweiß: 5g
- Fett: 10g
- Kohlenhydrate: 20g
- Ballaststoffe: 10g
- davon Zucker: 6g

Zubereitungszeit: 5 Minuten (zzgl. Kühlzeit)

Anzahl der Portionen: 2 Portionen

Haferflocken mit Nüssen und Beeren:

Zutaten:
- 1/2 Tasse altmodische Haferflocken
- 1 Tasse Wasser oder pflanzliche Milch (z.B. Mandelmilch)
- 1 Esslöffel Chiasamen
- 1/4 Tasse gemischte Nüsse (z.B. Mandeln, Walnüsse, Pekannüsse), gehackt
- 1/2 Tasse gemischte Beeren (z.B. Erdbeeren, Heidelbeeren, Himbeeren)
- 1 Esslöffel Ahornsirup oder Süßungsmittel nach Wahl (optional)
- Prise Zimt (optional)

Anweisungen:
1. In einem Topf das Wasser oder die pflanzliche Milch zum Kochen bringen.
2. Die Haferflocken unterrühren und die Hitze zum Köcheln bringen. Etwa 5 Minuten kochen lassen oder bis die Haferflocken cremig und nach Belieben gekocht sind.

3. Chiasamen in der letzten Minute des Kochens untermischen.

4. Vom Herd nehmen und eine Minute eindicken lassen.

5. Die Haferflocken in eine Schüssel geben und mit gehackten Nüssen, gemischten Beeren, Ahornsirup (falls verwendet) und einer Prise Zimt belegen.

Nährwertangaben (pro Portion):
- Kalorien: ca. 350 kcal
- Eiweiß: 10g
- Fett: 15g
- Kohlenhydrate: 45g
- Ballaststoffe: 9g
- Zucker: 9g

Zubereitungszeit: 10 Minuten

Anzahl der Portionen: 1 Portion

Tofu-Rührei mit Spinat und Tomaten:

Zutaten:
- 1 Block (14 oz) fester Tofu, abgetropft und zerbröckelt
- 1 Esslöffel Olivenöl
- 1 kleine Zwiebel, gewürfelt
- 2 Knoblauchzehen, gehackt
- 2 Tassen frischer Spinat, gehackt
- 1 Tasse Kirschtomaten, halbiert
- 1/2 Teelöffel Kurkuma (für die Farbe)
- 1/2 Teelöffel Kreuzkümmel
- Salz und Pfeffer nach Geschmack
- Frische Kräuter zum Garnieren (z.B. Petersilie oder Schnittlauch)

Anweisungen:
1. In einer großen Pfanne Olivenöl bei mittlerer Hitze erhitzen.

2. Die gewürfelte Zwiebel dazugeben und glasig dünsten.

3. Den gehackten Knoblauch dazugeben und weitere 1-2 Minuten anbraten, bis er duftet.

4. Zerbröckelten Tofu, Kurkuma, Kreuzkümmel, Salz und Pfeffer unterrühren. 5-7 Minuten kochen lassen, damit der Tofu Aromen aufnehmen kann und wie Rührei aussieht.

5. Gehackten Spinat und Kirschtomaten dazugeben. Weitere 3-5 Minuten kochen lassen, bis der Spinat welk und die Tomaten weich werden.

6. Passen Sie die Würze nach Bedarf an.
7. Vor dem Servieren mit frischen Kräutern garnieren.

Nährwertangaben (pro Portion):
- Kalorien: ca. 250 kcal
- Eiweiß: 15g
- Fett: 18g
- Kohlenhydrate: 10g
- Ballaststoffe: 3g
- Zucker: 3g

Zubereitungszeit: 15 Minuten

Anzahl der Portionen: 2 Portionen

Quinoa Frühstücksschale:

Zutaten:
- 1/2 Tasse Quinoa, abgespült
- 1 Tasse Wasser oder pflanzliche Milch (z.B. Mandelmilch)
- 1 Esslöffel Chiasamen
- 1/2 Teelöffel Vanilleextrakt
- 1 Esslöffel Ahornsirup oder Süßungsmittel nach Wahl
- 1/2 Tasse gemischte Beeren (z.B. Heidelbeeren, Erdbeeren)
- 1 EL Nüsse (z.B. Mandeln, Walnüsse), gehackt
- 1 Esslöffel ungesüßte Kokosraspeln (optional)
- Griechischer Joghurt oder milchfreier Joghurt (optional)

Anweisungen:
1. In einem Topf Quinoa und Wasser oder pflanzliche Milch vermischen. Zum Kochen bringen, dann die Hitze reduzieren, abdecken und 15 Minuten köcheln lassen, bis Quinoa gar ist und die Flüssigkeit aufgesogen ist.
2. Chiasamen, Vanilleextrakt und Ahornsirup unterrühren. Weitere 2-3 Minuten kochen lassen, bis die Mischung eindickt.
3. Vom Herd nehmen und ein paar Minuten ruhen lassen.
4. Quinoa mit einer Gabel auflockern und in eine Schüssel geben.
5. Mit gemischten Beeren, gehackten Nüssen, Kokosflocken (falls verwendet) und einem Klecks griechischem Joghurt oder milchfreiem Joghurt belegen, wenn gewünscht.

Nährwertangaben (pro Portion):

- Kalorien: ca. 350 kcal
- Eiweiß: 9g
- Fett: 10g
- Kohlenhydrate: 55g
- Ballaststoffe: 7g
- davon Zucker: 15g

Zubereitungszeit: 20 Minuten

Anzahl der Portionen: 2 Portionen

Süßkartoffel und Schwarze-Bohnen-Frühstücks-Haschisch:

Zutaten:

- 2 mittelgroße Süßkartoffeln, geschält und gewürfelt
- 1 Dose (15 oz) schwarze Bohnen, abgetropft und abgespült
- 1 rote Paprika, gewürfelt
- 1 kleine rote Zwiebel, gewürfelt
- 2 Knoblauchzehen, gehackt
- 1 Teelöffel gemahlener Kreuzkümmel
- 1 Teelöffel geräuchertes Paprikapulver
- Salz und Pfeffer nach Geschmack
- 2 Esslöffel Olivenöl
- Frischer Koriander zum Garnieren
- Avocadoscheiben (optional)

Anweisungen:

1. In einer großen Pfanne Olivenöl bei mittlerer Hitze erhitzen.
2. Die gewürfelten Süßkartoffeln dazugeben und ca. 10-12 Minuten kochen lassen, bis sie weich und leicht knusprig sind.
3. Die gewürfelte rote Paprika und die rote Zwiebel hinzufügen. Weitere 5 Minuten anbraten, bis das Gemüse weich ist.
4. Gehackten Knoblauch, gemahlenen Kreuzkümmel, geräucherten Paprikapulver, Salz und Pfeffer unterrühren. Weitere 2-3 Minuten kochen lassen, bis sie duften.
5. Schwarze Bohnen dazugeben und kochen, bis sie durchgegart sind.
6. Passen Sie die Würze nach Bedarf an.
7. Nach Belieben mit frischem Koriander und Avocadoscheiben garnieren.

Nährwertangaben (pro Portion):

- Kalorien: ca. 350 kcal
- Eiweiß: 10g
- Fett: 8g
- Kohlenhydrate: 60g
- Ballaststoffe: 12g
- davon Zucker: 10g

Zubereitungszeit: 30 Minuten

Anzahl der Portionen: 4 Portionen

Blumenkohl-Spinat-Frühstücksmuffins:

Zutaten:

- 2 Tassen Blumenkohlröschen, fein gehackt
- 1 Tasse frischer Spinat, gehackt
- 1/2 Tasse rote Paprika, gewürfelt
- 1/4 Tasse rote Zwiebel, fein gehackt
- 6 große Eier
- 1/4 Tasse Mandelmehl
- 1 Teelöffel Backpulver
- 1/2 Teelöffel Knoblauchpulver
- Salz und Pfeffer nach Geschmack
- 1/4 Tasse Hefeflocken (optional, für zusätzlichen Geschmack)
- Kochspray oder Muffinförmchen

Anweisungen:

1. Den Ofen auf 190°C (375°F) vorheizen. Ein Muffinblech mit Kochspray einfetten oder Muffinförmchen verwenden.
2. In einer großen Schüssel gehackten Blumenkohl, Spinat, rote Paprika und rote Zwiebel vermischen.
3. In einer separaten Schüssel Eier, Mandelmehl, Backpulver, Knoblauchpulver, Salz, Pfeffer und Hefeflocken verquirlen.
4. Die Eimasse über das Gemüse gießen und gut verrühren.
5. Die Mischung mit einem Löffel in das Muffinblech geben und jede Tasse fast bis zum Rand füllen.
6. Für 20-25 Minuten backen oder bis die Muffins fest und leicht goldbraun sind.

7. Die Muffins einige Minuten in der Form abkühlen lassen, bevor sie auf ein Kuchengitter gelegt werden.

Nährwertangaben (pro Portion - 1 Muffin):
- Kalorien: ca. 90 kcal
- Eiweiß: 6g
- Fett: 6g
- Kohlenhydrate: 4g
- Ballaststoffe: 2g
- davon Zucker: 1g

Zubereitungszeit: 15 Minuten

Backzeit: 20-25 Minuten

Anzahl der Portionen: 12 Muffins

Erdnussbutter und Banane Overnight Oats:

Zutaten:
- 1/2 Tasse Haferflocken
- 1/2 Tasse ungesüßte Mandelmilch (oder pflanzliche Milch)
- 1 Esslöffel Erdnussbutter
- 1/2 reife Banane, püriert
- 1/2 Teelöffel Vanilleextrakt
- 1 Teelöffel Chiasamen
- 1 Teelöffel Ahornsirup oder Süßungsmittel nach Wahl (optional)
- In Scheiben geschnittene Banane und eine Prise zerkleinerte Erdnüsse zum Topping

Anweisungen:
1. Mischen Sie in einem Glas oder Behälter Haferflocken, Mandelmilch, Erdnussbutter, zerdrückte Banane, Vanilleextrakt, Chiasamen und Ahornsirup, falls verwendet.
2. Gut umrühren, um sicherzustellen, dass alle Zutaten gründlich vermischt sind.
3. Verschließen Sie das Glas oder den Behälter und stellen Sie es über Nacht oder für mindestens 4 Stunden in den Kühlschrank, damit die Haferflocken die Flüssigkeit aufnehmen können.
4. Vor dem Servieren die Mischung gut umrühren. Wenn es zu dickflüssig ist, kannst du noch etwas Mandelmilch hinzufügen.

5. Kurz vor dem Servieren mit einer in Scheiben geschnittenen Banane und einer Prise zerkleinerter Erdnüsse garnieren.

Nährwertangaben (pro Portion):
- Kalorien: ca. 350 kcal
- Eiweiß: 10g
- Fett: 14g
- Kohlenhydrate: 50g
- Ballaststoffe: 8g
- davon Zucker: 12g

Zubereitungszeit: 5 Minuten

Kühlzeit: Über Nacht (oder mindestens 4 Stunden)

Anzahl der Portionen: 1 Portion

Mango-Kokos-Joghurt-Parfait:

Zutaten:
- 1 Tasse Kokosjoghurt (oder ein beliebiger pflanzlicher Joghurt)
- 1 reife Mango, geschält, entsteint und gewürfelt
- 1/4 Tasse Müsli (wählen Sie eine Sorte mit wenig Zuckerzusatz)
- 2 Esslöffel Kokosraspeln
- Frische Minzblätter zum Garnieren (optional)

Anweisungen:
1. Beginnen Sie in einem Glas oder einer Schüssel mit einer Schicht Kokosjoghurt.
2. Eine Schicht gewürfelte Mango auf den Joghurt geben.
3. Eine Schicht Granola über die Mango streuen.
4. Wiederhole die Schichten, bis du die Oberseite des Glases oder der Schüssel erreichst.
5. Mit einer Prise Kokosraspeln abschließen.
6. Nach Belieben mit frischen Minzblättern garnieren.

Nährwertangaben (pro Portion):
- Kalorien: ca. 300 kcal
- Eiweiß: 6g
- Fett: 12g
- Kohlenhydrate: 45g

-   Ballaststoffe: 6g
-   davon Zucker: 30g

Zubereitungszeit: 10 Minuten

Anzahl der Portionen: 1 Portion

Gerösteter Paprika-Hummus mit Veggie-Sticks:

Zutaten:

- 1 Dose (15 oz) Kichererbsen, abgetropft und abgespült
- 1/2 Tasse geröstete rote Paprika, abgetropft (gekauft oder hausgemacht)
- 1/4 Tasse Tahini
- 2 Knoblauchzehen, gehackt
- 3 Esslöffel Olivenöl
- Saft von 1 Zitrone
- 1/2 Teelöffel Kreuzkümmel
- Salz und Pfeffer nach Geschmack
- Verschiedene Gemüsesticks zum Servieren (z.B. Karotten, Gurken, Paprika)

Anweisungen:

1. In einer Küchenmaschine Kichererbsen, geröstete rote Paprika, Tahini, gehackten Knoblauch, Olivenöl, Zitronensaft, Kreuzkümmel, Salz und Pfeffer vermischen.
2. Mixen, bis eine glatte und cremige Masse entsteht. Wenn der Hummus zu dickflüssig ist, kannst du etwas Wasser oder extra Olivenöl hinzufügen, um die gewünschte Konsistenz zu erreichen.
3. Passen Sie die Würze nach Geschmack an.
4. Den Hummus in eine Servierschüssel geben.
5. Mit verschiedenen Gemüsesticks zum Dippen servieren.

Nährwertangaben (pro Portion - nur Hummus):

- Kalorien: ca. 120 kcal
- Eiweiß: 4g
- Fett: 8g
- Kohlenhydrate: 10g
- Ballaststoffe: 3g
- davon Zucker: 1g

Zubereitungszeit: 15 Minuten

Anzahl der Portionen: ca. 8 Portionen

Gurken-Minz-Gazpacho:

Zutaten:

- 4 große Gurken, geschält und gehackt

- 1/2 Tasse frische Minzblätter
- 1/4 Tasse frische Petersilienblätter
- 1 kleine rote Zwiebel, gewürfelt
- 2 Knoblauchzehen, gehackt
- 2 Esslöffel Olivenöl
- 3 Esslöffel Rotweinessig
- 1 Teelöffel Salz (oder nach Geschmack)
- 1/2 Teelöffel schwarzer Pfeffer
- 2 Tassen Gemüsebrühe (gekühlt)
- Optionale Toppings: Gurkenwürfel, frische Minzblätter, ein Spritzer Olivenöl

Anweisungen:

1. In einem Mixer gehackte Gurken, Minzblätter, Petersilienblätter, gewürfelte rote Zwiebeln, gehackten Knoblauch, Olivenöl, Rotweinessig, Salz und schwarzen Pfeffer pürieren.
2. Mixen, bis eine glatte Masse entsteht, und nach und nach gekühlte Gemüsebrühe hinzufügen, bis die gewünschte Konsistenz erreicht ist.
3. Abschmecken und bei Bedarf nachwürzen.
4. Die Gazpacho vor dem Servieren mindestens 2 Stunden im Kühlschrank kalt stellen.
5. Vor dem Servieren gut umrühren und die Konsistenz prüfen. Wenn es zu dickflüssig ist, kannst du mehr gekühlte Gemüsebrühe hinzufügen.
6. In Schüsseln servieren, garniert mit Gurkenwürfeln, frischen Minzblättern und nach Belieben einem Spritzer Olivenöl.

Nährwertangaben (pro Portion):

- Kalorien: ca. 100 kcal
- Eiweiß: 2g
- Fett: 7g
- Kohlenhydrate: 10g
- Ballaststoffe: 3g
- Zucker: 4g

Zubereitungszeit: 15 Minuten

Kühlzeit: Mindestens 2 Stunden

Anzahl der Portionen: ca. 6 Portionen

Gefüllte Weinblätter (Dolma) mit Quinoa:

Zutaten:

- 1 Glas Weinblätter in Salzlake, abgetropft und abgespült
- 1 Tasse Quinoa, abgespült
- 2 Tassen Gemüsebrühe
- 1/4 Tasse Olivenöl
- 1 große Zwiebel, fein gehackt
- 3 Knoblauchzehen, gehackt
- 1/4 Tasse Pinienkerne
- 1/4 Tasse Johannisbeeren oder Rosinen
- 1 Teelöffel gemahlener Kreuzkümmel
- 1 Teelöffel gemahlener Koriander
- Salz und Pfeffer nach Geschmack
- Saft von 1 Zitrone
- Frische Minzblätter zum Garnieren (optional)

Anweisungen:

1. In einem Topf Quinoa und Gemüsebrühe vermischen. Zum Kochen bringen, dann die Hitze reduzieren, abdecken und 15-20 Minuten köcheln lassen, bis Quinoa gar ist und die Flüssigkeit aufgesogen ist.
2. In einer Pfanne Olivenöl bei mittlerer Hitze erhitzen. Gehackte Zwiebel dazugeben und glasig dünsten.
3. Gehackten Knoblauch, Pinienkerne und Johannisbeeren oder Rosinen hinzufügen. Weitere 2-3 Minuten anbraten, bis die Nüsse leicht geröstet sind.
4. Gekochten Quinoa, Kreuzkümmel, Koriander, Salz und Pfeffer unterrühren. Weitere 5 Minuten kochen lassen, damit sich die Aromen vermischen können.
5. Entferne die Weinblätter aus dem Glas, trenne sie vorsichtig und lege sie auf eine ebene Fläche.
6. Eine kleine Menge der Quinoa-Mischung in die Mitte jedes Weinblattes geben. Falte die Seiten nach innen und rolle sie fest.
7. Die gefüllten Weinblätter mit der Naht nach unten in eine Servierschüssel legen.
8. Mit Zitronensaft beträufeln und nach Belieben mit frischen Minzblättern garnieren.
9. Vor dem Servieren mindestens 1 Stunde in den Kühlschrank stellen.

Nährwertangaben (pro Portion - 4 gefüllte Weinblätter):

- Kalorien: ca. 220 kcal
- Eiweiß: 4g
- Fett: 10g
- Kohlenhydrate: 30g
- Ballaststoffe: 3g
- davon Zucker: 2g

Zubereitungszeit: 45 Minuten

Kühlzeit: Mindestens 1 Stunde

Anzahl der Portionen: ca. 6 Portionen (24 gefüllte Weinblätter)

Würzige Edamame:

Zutaten:

- 2 Tassen Edamame (frisch oder gefroren, aufgetaut, wenn gefroren)
- 1 Esslöffel Sesamöl
- 2 Teelöffel Sojasauce
- 1 Teelöffel Sriracha (nach Geschmack)
- 1 Teelöffel Knoblauchpulver
- 1/2 Teelöffel gemahlener Ingwer
- Sesam und gehackte Frühlingszwiebeln zum Garnieren (optional)

Anweisungen:

1. Dämpfen oder kochen Sie Edamame gemäß Packungsanweisung, wenn Sie gefroren verwenden.
2. In einer großen Schüssel Sesamöl, Sojasauce, Sriracha, Knoblauchpulver und gemahlenen Ingwer verquirlen.
3. Die gekochten Edamame in die Schüssel geben und gleichmäßig mit der würzigen Sauce bestreichen.
4. Nach Belieben mit Sesam und gehackten Frühlingszwiebeln garnieren.
5. Warm oder bei Zimmertemperatur servieren.

Nährwertangaben (pro Portion - 1/2 Tasse):

- Kalorien: ca. 120 kcal
- Eiweiß: 9g
- Fett: 6g
- Kohlenhydrate: 10g
- Ballaststoffe: 5g
- davon Zucker: 2g

Zubereitungszeit: 10 Minuten

Kochzeit: 5 Minuten (bei Verwendung von gefrorenem Edamame)

Anzahl der Portionen: ca. 4 Portionen

Salsa mit Avocado und Tomaten:

Zutaten:

- 2 reife Avocados, gewürfelt
- 1 Tasse Kirschtomaten, halbiert
- 1/4 Tasse rote Zwiebel, fein gehackt
- 1/4 Tasse frischer Koriander, gehackt
- 1 Jalapeño, entkernt und fein gehackt (optional zum Erhitzen)
- Saft von 1 Limette
- Salz und Pfeffer nach Geschmack

Anweisungen:

1. In einer Schüssel gewürfelte Avocados, Kirschtomaten, rote Zwiebeln, Koriander und Jalapeño vermischen.
2. Limettensaft über die Mischung pressen und vorsichtig vermengen.
3. Mit Salz und Pfeffer abschmecken.
4. Sofort servieren oder bis zum Servieren in den Kühlschrank stellen.

Nährwertangaben (pro Portion - 1/2 Tasse):

- Kalorien: ca. 120 kcal
- Eiweiß: 2g
- Fett: 10g
- Kohlenhydrate: 8g
- Ballaststoffe: 5g
- davon Zucker: 1g

Zubereitungszeit: 10 Minuten

Anzahl der Portionen: ca. 4 Portionen

Zucchini-Röllchen mit veganem Käse und Basilikum:

Zutaten:

- 2 mittelgroße Zucchini, längs in dünne Scheiben geschnitten
- 1 Tasse veganer Käse, in Scheiben geschnitten oder gerieben

- Frische Basilikumblätter
- 2 Esslöffel Olivenöl
- Salz und Pfeffer nach Geschmack
- Zahnstocher (optional, zum Sichern von Rollen)

Anweisungen:

1. Eine Grillpfanne oder einen Grill bei mittlerer bis hoher Hitze vorheizen.
2. Zucchinischeiben mit Olivenöl bestreichen und mit Salz und Pfeffer würzen.
3. Die Zucchinischeiben 1-2 Minuten auf jeder Seite grillen, bis sie weich, aber nicht matschig sind.
4. Zucchinischeiben vom Grill nehmen und etwas abkühlen lassen.
5. Auf jede Zucchinischeibe eine Scheibe veganen Käse legen, ein frisches Basilikumblatt dazugeben und fest einrollen.
6. Befestigen Sie die Rollen bei Bedarf mit Zahnstochern.
7. Sofort als Vorspeise oder Snack servieren.

Nährwertangaben (pro Portion - 4 Zucchinirollen):

- Kalorien: ca. 150 kcal
- Eiweiß: 5g
- Fett: 10g
- Kohlenhydrate: 10g
- Ballaststoffe: 3g
- Zucker: 4g

Zubereitungszeit: 15 Minuten

Zubereitungszeit: 5 Minuten

Anzahl der Portionen: ca. 4 Portionen

Salsa mit Mango und schwarzen Bohnen:

Zutaten:

- 1 Tasse gewürfelte Mango
- 1 Tasse schwarze Bohnen, gekocht und abgetropft
- 1/2 Tasse Kirschtomaten, gewürfelt
- 1/4 Tasse rote Zwiebel, fein gehackt
- 1/4 Tasse frischer Koriander, gehackt
- Saft von 1 Limette

- Salz und Pfeffer nach Geschmack

Anweisungen:
1. In einer Schüssel gewürfelte Mango, schwarze Bohnen, Kirschtomaten, rote Zwiebeln und Koriander vermischen.
2. Limettensaft über die Mischung pressen und vermengen.
3. Mit Salz und Pfeffer abschmecken.
4. Bis zur Verwendung in den Kühlschrank stellen.

Nährwertangaben (pro Portion - 1/2 Tasse):
- Kalorien: ca. 120 kcal
- Eiweiß: 5g
- Fett: 1g
- Kohlenhydrate: 25g
- Ballaststoffe: 7g
- Zucker: 8g

Zubereitungszeit: 10 Minuten

Anzahl der Portionen: ca. 4 Portionen

Baba Ganoush mit Rohölen:

Zutaten:
- 2 große Auberginen
- 2 Knoblauchzehen, gehackt
- 1/4 Tasse Tahini
- Saft von 1 Zitrone
- 2 Esslöffel Olivenöl
- Salz und Pfeffer nach Geschmack
- Frische Petersilie zum Garnieren
- Verschiedenes Gemüse zum Dippen (Karottensticks, Gurkenscheiben, Paprikastreifen)

Anweisungen:
1. Den Ofen auf 200°C (400°F) vorheizen.
2. Die Auberginen mit einer Gabel einstechen und auf ein Backblech legen.
3. Die Auberginen im Ofen 40-45 Minuten rösten, bis die Schale verkohlt und das Fruchtfleisch weich ist.
4. Die Auberginen abkühlen lassen und dann die Schale abziehen.

5. In einer Küchenmaschine das geröstete Auberginenfleisch, den gehackten Knoblauch, Tahini, Zitronensaft, Olivenöl, Salz und Pfeffer vermischen.

6. Mixen, bis eine glatte und cremige Masse entsteht.

7. Baba Ganoush in eine Servierschüssel geben, mit Olivenöl beträufeln und mit frischer Petersilie garnieren.

8. Mit verschiedenem Gemüse zum Dippen servieren.

Nährwertangaben (pro Portion - 2 Esslöffel Baba Ganoush mit Rohkost):

- Kalorien: ca. 60 kcal
- Eiweiß: 2g
- Fett: 4g
- Kohlenhydrate: 6g
- Ballaststoffe: 3g
- Zucker: 3g

Zubereitungszeit: 15 Minuten

Röstzeit: 40-45 Minuten

Anzahl der Portionen: ca. 8 Portionen

Gefüllte Mini-Paprika mit Quinoa und Spinat:

Zutaten:

- 1 Tasse Quinoa, gekocht
- 20 Mini-Paprikaschoten, halbiert und entkernt
- 2 Tassen frischer Spinat, gehackt
- 1 Tasse Kirschtomaten, gewürfelt
- 1/2 Tasse rote Zwiebel, fein gehackt
- 1/2 Tasse Fetakäse, zerbröckelt (optional für nicht-vegane Version)
- 2 Knoblauchzehen, gehackt
- 2 Esslöffel Olivenöl
- 1 Teelöffel getrockneter Oregano
- Salz und Pfeffer nach Geschmack
- Frische Petersilie zum Garnieren

Anweisungen:

1. Den Ofen auf 190°C (375°F) vorheizen.

2. In einer großen Schüssel gekochten Quinoa, gehackten Spinat, Kirschtomaten, rote Zwiebeln, Fetakäse (falls verwendet), gehackten Knoblauch, Olivenöl, getrockneten Oregano, Salz und Pfeffer vermischen.
3. Gut mischen, um sicherzustellen, dass alle Zutaten gleichmäßig verteilt sind.
4. Die halbierten Mini-Paprikaschoten auf ein Backblech legen.
5. Jede Paprikahälfte mit der Quinoa-Spinat-Mischung füllen.
6. Im vorgeheizten Backofen 15-20 Minuten backen, bis die Paprika weich sind.
7. Vor dem Servieren mit frischer Petersilie garnieren.

Nährwertangaben (pro Portion - 4 gefüllte Mini-Paprikaschoten):
- Kalorien: ca. 150 kcal
- Eiweiß: 5g
- Fett: 7g
- Kohlenhydrate: 18g
- Ballaststoffe: 4g
- Zucker: 4g

Zubereitungszeit: 20 Minuten

Backzeit: 15-20 Minuten

Anzahl der Portionen: ca. 10 Portionen (2 gefüllte Mini-Paprika pro Portion)

Champignon-Spinat-Bruschetta:

Zutaten:
- 1 französisches Baguette, in Scheiben geschnitten
- 2 Tassen Champignons, fein gehackt
- 2 Tassen frischer Spinat, gehackt
- 2 Knoblauchzehen, gehackt
- 2 Esslöffel Olivenöl
- 1 Teelöffel Balsamico-Essig
- Salz und Pfeffer nach Geschmack
- 1/4 Tasse veganer oder normaler Frischkäse
- Frische Petersilie zum Garnieren

Anweisungen:
1. Den Ofen auf 190°C (375°F) vorheizen.

2. Die Baguettescheiben auf ein Backblech legen und für 5-7 Minuten im Ofen rösten, bis sie leicht goldbraun sind.
3. In einer Pfanne Olivenöl bei mittlerer Hitze erhitzen. Gehackten Knoblauch dazugeben und anschwitzen, bis er duftet.
4. Gehackte Champignons dazugeben und kochen, bis sie ihre Feuchtigkeit abgeben und goldbraun werden.
5. Gehackten Spinat unterrühren und kochen, bis er zusammenfällt.
6. Balsamico-Essig über die Pilz-Spinat-Mischung träufeln. Mit Salz und Pfeffer abschmecken.
7. Jede geröstete Baguettescheibe mit einer dünnen Schicht Frischkäse bestreichen.
8. Mit der Champignon-Spinat-Mischung belegen.
9. Vor dem Servieren mit frischer Petersilie garnieren.

Nährwertangaben (pro Portion - 2 Bruschetta-Scheiben):
-   Kalorien: ca. 150 kcal
-   Eiweiß: 5g
-   Fett: 7g
-   Kohlenhydrate: 18g
-   Ballaststoffe: 3g
-   davon Zucker: 2g

Zubereitungszeit: 15 Minuten

Zubereitungszeit: 15 Minuten

Anzahl der Portionen: ca. 8 Portionen (2 Bruschetta-Scheiben pro Portion)

Gefüllte Paprika mit Quinoa und schwarzen Bohnen:

Zutaten:

- 1 Tasse Quinoa, gekocht
- 4 große Paprikaschoten, halbiert und entkernt
- 1 Dose (15 oz) schwarze Bohnen, abgetropft und abgespült
- 1 Tasse Maiskörner (frisch, gefroren oder aus der Dose)
- 1 Tasse gewürfelte Tomaten
- 1/2 Tasse rote Zwiebel, fein gehackt
- 2 Knoblauchzehen, gehackt
- 1 Teelöffel gemahlener Kreuzkümmel
- 1 Teelöffel Chilipulver
- Salz und Pfeffer nach Geschmack
- 1 Tasse Tomatensoße
- 1 Tasse geriebener veganer oder normaler Käse (optional)
- Frischer Koriander zum Garnieren

Anweisungen:

1. Den Ofen auf 190°C (375°F) vorheizen.
2. In einer großen Schüssel gekochten Quinoa, schwarze Bohnen, Mais, Tomatenwürfel, rote Zwiebeln, gehackten Knoblauch, gemahlenen Kreuzkümmel, Chilipulver, Salz und Pfeffer vermischen.
3. Jede Paprikahälfte mit der Mischung aus Quinoa und schwarzen Bohnen füllen.
4. Die gefüllten Paprikaschoten mit Tomatensoße übergießen.
5. Wenn Sie es verwenden, streuen Sie geriebenen Käse darüber.
6. Die Auflaufform mit Alufolie abdecken und für 25-30 Minuten backen.
7. Die Folie entfernen und weitere 10 Minuten backen, bis die Paprikaschoten weich sind und der Käse geschmolzen ist.
8. Vor dem Servieren mit frischem Koriander garnieren.

Nährwertangaben (pro Portion - 2 gefüllte Paprikahälften):

- Kalorien: ca. 350 kcal
- Eiweiß: 15g
- Fett: 7g
- Kohlenhydrate: 60g
- Ballaststoffe: 12g
- Zucker: 8g

Zubereitungszeit: 20 Minuten

Backzeit: 35-40 Minuten

Anzahl der Portionen: ca. 4 Portionen (2 gefüllte Paprikahälften pro Portion)

Linsen- und Gemüse-Tajine:

Zutaten:

- 1 Tasse trockene Linsen, abgespült und abgetropft
- 2 Esslöffel Olivenöl
- 1 große Zwiebel, gewürfelt
- 3 Knoblauchzehen, gehackt
- 1 Teelöffel gemahlener Kreuzkümmel
- 1 Teelöffel gemahlener Koriander
- 1 Teelöffel gemahlener Kurkuma
- 1 Teelöffel Paprika
- 1/2 Teelöffel Zimt
- 1/2 Teelöffel Cayennepfeffer (optional, zum Erhitzen)
- 2 Karotten, geschält und in Scheiben geschnitten
- 2 Zucchini, in Scheiben geschnitten
- 1 Aubergine, gewürfelt
- 1 Dose (15 oz) gewürfelte Tomaten
- 1 Tasse Gemüsebrühe
- Salz und Pfeffer nach Geschmack
- Frischer Koriander zum Garnieren
- Gekochter Couscous oder Reis zum Servieren

Anweisungen:

1. In einem großen Topf Olivenöl bei mittlerer Hitze erhitzen. Die gewürfelte Zwiebel dazugeben und glasig dünsten.
2. Den gehackten Knoblauch dazugeben und eine weitere Minute anbraten.
3. Gemahlenen Kreuzkümmel, gemahlenen Koriander, gemahlenen Kurkuma, Paprika, Zimt und Cayennepfeffer (falls verwendet) unterrühren. 1-2 Minuten kochen lassen, um die Gewürze zu rösten.
4. In Scheiben geschnittene Karotten, Zucchini und Auberginenwürfel in den Topf geben. 5-7 Minuten kochen lassen, bis das Gemüse weich wird.
5. Die gewürfelten Tomaten, die Gemüsebrühe und die abgespülten Linsen dazugeben.
6. Mit Salz und Pfeffer abschmecken.

7. Die Mischung zum Kochen bringen, dann die Hitze reduzieren, abdecken und 25-30 Minuten köcheln lassen, bis Linsen und Gemüse weich sind.
8. Die Linsen-Gemüse-Tajine über gekochtem Couscous oder Reis servieren.
9. Vor dem Servieren mit frischem Koriander garnieren.

Nährwertangaben (pro Portion - 1 Tasse Tajine mit 1/2 Tasse gekochtem Couscous):

- Kalorien: ca. 350 kcal
- Eiweiß: 15g
- Fett: 7g
- Kohlenhydrate: 60g
- Ballaststoffe: 15g
- davon Zucker: 10g

Zubereitungszeit: 15 Minuten

Zubereitungszeit: 35-40 Minuten

Anzahl der Portionen: ca. 6 Portionen

Kichererbsen-Spinat-Eintopf:

Zutaten:

- 2 Esslöffel Olivenöl
- 1 große Zwiebel, gewürfelt
- 3 Knoblauchzehen, gehackt
- 1 Teelöffel gemahlener Kreuzkümmel
- 1 Teelöffel gemahlener Koriander
- 1 Teelöffel geräuchertes Paprikapulver
- 1/2 Teelöffel gemahlener Kurkuma
- 1/2 Teelöffel Cayennepfeffer (nach Geschmack)
- 2 Dosen (je 15 oz) Kichererbsen, abgetropft und abgespült
- 1 Dose (15 oz) gewürfelte Tomaten
- 4 Tassen frischer Spinat, gehackt
- 2 Tassen Gemüsebrühe
- Salz und Pfeffer nach Geschmack
- Saft von 1 Zitrone
- Frischer Koriander zum Garnieren
- Gekochter Quinoa oder Couscous zum Servieren

Anweisungen:

1. In einem großen Topf Olivenöl bei mittlerer Hitze erhitzen. Die gewürfelte Zwiebel dazugeben und glasig dünsten.
2. Den gehackten Knoblauch dazugeben und eine weitere Minute anbraten.
3. Gemahlenen Kreuzkümmel, gemahlenen Koriander, geräucherten Paprika, gemahlenen Kurkuma und Cayennepfeffer unterrühren. 1-2 Minuten kochen lassen, um die Gewürze zu rösten.
4. Kichererbsen, Tomatenwürfel, gehackten Spinat und Gemüsebrühe in den Topf geben.
5. Mit Salz und Pfeffer abschmecken.
6. Den Eintopf zum Kochen bringen, dann die Hitze reduzieren, abdecken und 15-20 Minuten köcheln lassen, damit sich die Aromen vermischen können.
7. Kurz vor dem Servieren Zitronensaft unterrühren.
8. Servieren Sie den Kichererbsen-Spinat-Eintopf mit gekochtem Quinoa oder Couscous.
9. Mit frischem Koriander garnieren.

Nährwertangaben (pro Portion - 1 Tasse Eintopf mit 1/2 Tasse gekochtem Quinoa):

- Kalorien: ca. 350 kcal
- Eiweiß: 15g
- Fett: 10g
- Kohlenhydrate: 50g
- Ballaststoffe: 12g
- Zucker: 5g

Zubereitungszeit: 15 Minuten

Zubereitungszeit: 20 Minuten

Anzahl der Portionen: ca. 6 Portionen

Auberginen-Involtini mit Quinoa:

Zutaten:

- 2 große Auberginen, längs in dünne Scheiben geschnitten
- 1 Tasse gekochter Quinoa
- 1 Tasse veganer oder normaler Ricotta-Käse
- 1/4 Tasse Hefeflocken
- 2 Knoblauchzehen, gehackt
- 1/4 Tasse frisches Basilikum, gehackt

- Salz und Pfeffer nach Geschmack
- 2 Tassen Marinara-Sauce
- Veganer oder normaler Mozzarella-Käse zum Topping (optional)
- Frische Petersilie zum Garnieren

Anweisungen:

1. Den Ofen auf 190°C (375°F) vorheizen.
2. Die Auberginenscheiben auf ein Backblech legen und mit Salz bestreuen. Lassen Sie sie 15 Minuten einwirken, um überschüssige Feuchtigkeit freizusetzen.
3. Die Auberginenscheiben mit einem Küchenpapier trocken tupfen.
4. In einer Schüssel gekochten Quinoa, Ricotta, Hefeflocken, gehackten Knoblauch, gehacktes Basilikum, Salz und Pfeffer vermischen.
5. Einen Löffel der Quinoa-Mischung auf ein Ende jeder Auberginenscheibe geben und aufrollen.
6. Eine dünne Schicht Marinara-Sauce in einer Auflaufform verteilen.
7. Die Auberginenröllchen mit der Naht nach unten in die Auflaufform legen.
8. Die restliche Marinara-Sauce darüber gießen. Nach Belieben mit veganem oder normalem Mozzarella bestreuen.
9. Im vorgeheizten Backofen 25-30 Minuten backen, bis die Aubergine weich ist und die Soße Blasen wirft.
10. Vor dem Servieren mit frischer Petersilie garnieren.

Nährwertangaben (pro Portion - 2 Auberginenröllchen mit 1/2 Tasse Quinoa):

- Kalorien: ca. 300 kcal
- Eiweiß: 10g
- Fett: 10g
- Kohlenhydrate: 40g
- Ballaststoffe: 8g
- davon Zucker: 10g

Zubereitungszeit: 30 Minuten (einschließlich Auberginen-Liegezeit)

Backzeit: 25-30 Minuten

Anzahl der Portionen: ca. 6 Portionen

Gebackenes Süßkartoffel-Kichererbsen-Curry:

Zutaten:

- 2 große Süßkartoffeln, geschält und gewürfelt
- 1 Dose (15 oz) Kichererbsen, abgetropft und abgespült
- 1 große Zwiebel, fein gehackt
- 3 Knoblauchzehen, gehackt
- 1 Esslöffel frischer Ingwer, gerieben
- 2 Esslöffel Currypulver
- 1 Teelöffel gemahlener Kreuzkümmel
- 1 Teelöffel gemahlener Koriander
- 1/2 Teelöffel Kurkuma
- 1/2 Teelöffel Cayennepfeffer (nach Geschmack)
- 1 Dose (15 oz) gewürfelte Tomaten
- 1 Dose (14 oz) Kokosmilch
- Salz und Pfeffer nach Geschmack
- Frischer Koriander zum Garnieren
- Gekochter brauner Reis oder Quinoa zum Servieren

Anweisungen:

1. Den Ofen auf 200°C (400°F) vorheizen.
2. In einer großen Schüssel gewürfelte Süßkartoffeln und Kichererbsen mit einem Spritzer Olivenöl schwenken. Auf einem Backblech verteilen und im vorgeheizten Backofen 20-25 Minuten rösten, bis die Süßkartoffeln weich sind.
3. In einer großen Pfanne die gehackte Zwiebel in etwas Öl glasig dünsten.
4. Gehackten Knoblauch und geriebenen Ingwer dazugeben, eine weitere Minute kochen lassen.
5. Currypulver, gemahlenen Kreuzkümmel, gemahlenen Koriander, Kurkuma und Cayennepfeffer unterrühren. 1-2 Minuten kochen lassen, um die Gewürze zu rösten.
6. Tomatenwürfel und Kokosmilch in die Pfanne geben. Die Mischung zum Köcheln bringen.
7. Die gerösteten Süßkartoffeln und Kichererbsen in die Pfanne geben. Mit Salz und Pfeffer abschmecken.
8. 15-20 Minuten köcheln lassen, damit sich die Aromen vermischen können.
9. Servieren Sie das Curry auf gekochtem braunem Reis oder Quinoa.
10. Vor dem Servieren mit frischem Koriander garnieren.

Nährwertangaben (pro Portion - 1 Tasse Curry mit 1/2 Tasse gekochtem braunem Reis):

- Kalorien: ca. 400 kcal
- Eiweiß: 10g
- Fett: 20g
- Kohlenhydrate: 50g
- Ballaststoffe: 10g
- Zucker: 8g

Zubereitungszeit: 15 Minuten (ohne Röstzeit)

Röstzeit: 20-25 Minuten

Zubereitungszeit: 20 Minuten

Anzahl der Portionen: ca. 6 Portionen

Champignon-Linsen-Hirtenpastete:

Zutaten:

- 2 Tassen trockene grüne oder braune Linsen, abgespült und abgetropft
- 4 Tassen Gemüsebrühe
- 2 Esslöffel Olivenöl
- 1 große Zwiebel, gewürfelt
- 3 Karotten, geschält und gewürfelt
- 3 Stangen Sellerie, gewürfelt
- 3 Knoblauchzehen, gehackt
- 1 Pfund (ca. 500g) Champignons, in Scheiben geschnitten
- 2 Esslöffel Tomatenmark
- 2 Teelöffel Sojasauce
- 1 Teelöffel getrockneter Thymian
- 1 Teelöffel getrockneter Rosmarin
- Salz und Pfeffer nach Geschmack
- 4 Tassen Kartoffelpüree (separat zubereitet)
- Frische Petersilie zum Garnieren

Anweisungen:

1. In einem großen Topf Linsen und Gemüsebrühe vermengen. Zum Kochen bringen, dann die Hitze reduzieren und 25-30 Minuten köcheln lassen, bis die Linsen weich sind. Überschüssige Flüssigkeit abgießen.
2. In einer großen Pfanne Olivenöl bei mittlerer Hitze erhitzen. Gewürfelte Zwiebeln, Karotten und Sellerie hinzufügen. Anbraten, bis das Gemüse weich ist.
3. Gehackten Knoblauch und in Scheiben geschnittene Champignons in die Pfanne geben. Kochen, bis die Pilze ihre Feuchtigkeit abgeben und goldbraun werden.
4. Tomatenmark, Sojasauce, getrockneten Thymian, getrockneten Rosmarin, Salz und Pfeffer unterrühren. 2-3 Minuten kochen lassen.
5. Die gekochten Linsen in die Pfanne geben und gut vermischen.

6. Den Ofen auf 200°C (400°F) vorheizen.

7. Die Linsen-Pilz-Mischung in eine Auflaufform geben.

8. Das Kartoffelpüree gleichmäßig darauf verteilen.

9. Im vorgeheizten Backofen 25-30 Minuten backen, bis die Oberseite goldbraun ist.

10. Vor dem Servieren mit frischer Petersilie garnieren.

Nährwertangaben (pro Portion - 1 Tasse Shepherd's Pie):

- Kalorien: ca. 350 kcal
- Eiweiß: 15g
- Fett: 5g
- Kohlenhydrate: 65g
- Ballaststoffe: 15g
- Zucker: 8g

Zubereitungszeit: 30 Minuten (ohne Linsenkochzeit)

Backzeit: 25-30 Minuten

Anzahl der Portionen: ca. 6 Portionen

Vegane Linsen-Frikadellen mit Zucchini-Nudeln:

Zutaten:

Für Linsen-Frikadellen:
- 1 Tasse trockene grüne oder braune Linsen, abgespült und abgetropft
- 2 1/2 Tassen Gemüsebrühe
- 1 Tasse Semmelbrösel (bei Bedarf glutenfrei)
- 1/4 Tasse gemahlene Leinsamen gemischt mit 1/3 Tasse Wasser (Leinsamen-Ei)
- 1/4 Tasse Hefeflocken
- 2 Knoblauchzehen, gehackt
- 1 Teelöffel getrockneter Oregano
- 1 Teelöffel getrocknetes Basilikum
- Salz und Pfeffer nach Geschmack
- Olivenöl zum Backen

Für Zucchini-Nudeln:
- 4 mittelgroße Zucchini, spiralisiert
- 1 Esslöffel Olivenöl

- Salz und Pfeffer nach Geschmack

Zum Servieren:
- Marinara-Sauce
- Frisches Basilikum zum Garnieren
- Veganer Parmesan (optional)

Anweisungen:

Für Linsen-Frikadellen:
1. In einem Topf Linsen und Gemüsebrühe vermischen. Zum Kochen bringen, dann die Hitze reduzieren und 25-30 Minuten köcheln lassen, bis die Linsen weich sind. Überschüssige Flüssigkeit abgießen.
2. Den Ofen auf 190°C (375°F) vorheizen.
3. In einer großen Schüssel gekochte Linsen, Semmelbrösel, Leinsamen-Ei, Hefeflocken, gehackten Knoblauch, getrockneten Oregano, getrocknetes Basilikum, Salz und Pfeffer vermischen.
4. Die Masse zu kleinen Fleischbällchen formen und auf ein mit Backpapier ausgelegtes Backblech legen.
5. Die Fleischbällchen mit Olivenöl bestreichen und 25-30 Minuten backen, bis sie goldbraun sind.

Für Zucchini-Nudeln:
1. In einer Pfanne Olivenöl bei mittlerer Hitze erhitzen.
2. Spiralisierte Zucchini dazugeben und 3-5 Minuten anbraten, bis die Nudeln gerade weich sind.
3. Mit Salz und Pfeffer würzen.

Zum Servieren:
1. Linsenfrikadellen über Zucchini-Nudeln servieren.
2. Nach Belieben mit Marinara-Sauce, frischem Basilikum und veganem Parmesan garnieren.

Nährwertangaben (pro Portion - 4 Linsen-Fleischbällchen mit 1 Tasse Zucchini-Nudeln und Marinara-Sauce):
- Kalorien: ca. 350 kcal
- Eiweiß: 15g
- Fett: 10g
- Kohlenhydrate: 50g
- Ballaststoffe: 15g
- Zucker: 8g

Zubereitungszeit: 45 Minuten (inkl. Linsenkochzeit)

Backzeit: 25-30 Minuten

Sautzeit: 5 Minuten

Anzahl der Portionen: ca. 6 Portionen

Gefüllte Portobello-Pilze mit Wildreis:

Zutaten:

Für gefüllte Portobello-Pilze:
- 6 große Portobello-Pilze, Stiele entfernt und gesäubert
- 2 Tassen gekochter Wildreis
- 1 Tasse Grünkohl, fein gehackt
- 1/2 Tasse Kirschtomaten, gewürfelt
- 1/4 Tasse rote Zwiebel, fein gehackt
- 2 Knoblauchzehen, gehackt
- 1/4 Tasse Hefeflocken
- 2 Esslöffel Balsamico-Essig
- 2 Esslöffel Olivenöl
- Salz und Pfeffer nach Geschmack

Für den Belag:
- 1/4 Tasse veganer oder normaler Fetakäse, zerbröckelt
- Frische Petersilie zum Garnieren

Anweisungen:

Für gefüllte Portobello-Pilze:
1. Den Ofen auf 190°C (375°F) vorheizen.
2. In einer Schüssel gekochten Wildreis, gehackten Grünkohl, gewürfelte Kirschtomaten, rote Zwiebeln, gehackten Knoblauch, Hefeflocken, Balsamico-Essig, Olivenöl, Salz und Pfeffer vermischen.
3. Die geputzten Portobello-Pilze auf ein Backblech legen.
4. Füllen Sie jeden Pilz mit der Wildreismischung.
5. Gefüllte Pilze mit zerbröckeltem Fetakäse belegen.

6. Im vorgeheizten Backofen 20-25 Minuten backen, bis die Pilze weich sind.

7. Vor dem Servieren mit frischer Petersilie garnieren.

Nährwertangaben (pro Portion - 1 gefüllter Portobello-Pilz):

- Kalorien: ca. 150 kcal

- Eiweiß: 5g

- Fett: 7g

- Kohlenhydrate: 18g

- Ballaststoffe: 4g

- Zucker: 3g

Zubereitungszeit: 30 Minuten (einschließlich Kochzeit für Wildreis)

Backzeit: 20-25 Minuten

Anzahl der Portionen: ca. 6 Portionen

Kichererbsen-Gemüse-Pfanne:

Zutaten:

- 2 Dosen (je 15 oz) Kichererbsen, abgetropft und abgespült
- 2 Tassen Brokkoliröschen
- 1 rote Paprika, in Scheiben geschnitten
- 1 gelbe Paprika, in Scheiben geschnitten
- 1 Tasse Zuckererbsen, geputzt
- 1 Karotte, in Streifen geschnitten
- 1 Tasse Champignons, in Scheiben geschnitten
- 3 Knoblauchzehen, gehackt
- 1 EL Ingwer, gerieben
- 1/4 Tasse Sojasauce
- 2 Esslöffel Sesamöl
- 1 Esslöffel Ahornsirup oder Agavendicksaft
- 1 Esslöffel Speisestärke (optional, zum Andicken)
- Sesam zum Garnieren
- Frühlingszwiebeln zum Garnieren
- Gekochter brauner Reis oder Quinoa zum Servieren

Anweisungen:

1. In einem großen Wok oder einer Pfanne Sesamöl bei mittlerer bis hoher Hitze erhitzen.

2. Gehackten Knoblauch und geriebenen Ingwer dazugeben, 1-2 Minuten anbraten, bis sie duften.
3. Brokkoli, Paprika, Zuckerschoten, Karotten und Champignons hinzufügen. Unter Rühren 5-7 Minuten anbraten, bis das Gemüse zart-knackig ist.
4. Abgetropfte Kichererbsen zum Gemüse geben und umrühren.
5. In einer kleinen Schüssel Sojasauce, Ahornsirup (oder Agavendicksaft) und Maisstärke (falls verwendet) verquirlen.
6. Die Sauce über die Kichererbsen-Gemüse-Mischung gießen. Gut umrühren, um es gleichmäßig zu beschichten.
7. Weitere 2-3 Minuten unter Rühren anbraten, bis die Soße eindickt.
8. Vom Herd nehmen und mit Sesam und Frühlingszwiebeln garnieren.
9. Die Kichererbsen-Gemüsepfanne über gekochtem braunem Reis oder Quinoa servieren.

Nährwertangaben (pro Portion - 1 Tasse Pfannengerichte mit 1/2 Tasse braunem Reis):
- Kalorien: ca. 350 kcal
- Eiweiß: 15g
- Fett: 8g
- Kohlenhydrate: 55g
- Ballaststoffe: 12g
- davon Zucker: 10g

Zubereitungszeit: 20 Minuten

Zubereitungszeit: 15 Minuten

Anzahl der Portionen: ca. 4 Portionen

Blumenkohl-Kichererbsen-Kokos-Curry:

Zutaten:
- 1 mittelgroßer Blumenkohl, in Röschen geschnitten
- 2 Dosen (je 15 oz) Kichererbsen, abgetropft und abgespült
- 1 Zwiebel, fein gehackt
- 3 Knoblauchzehen, gehackt
- 1 EL Ingwer, gerieben
- 1 Dose (14 oz) gewürfelte Tomaten
- 1 Dose (14 oz) Kokosmilch
- 2 Esslöffel Currypulver

- 1 Teelöffel gemahlener Kreuzkümmel
- 1 Teelöffel gemahlener Koriander
- 1/2 Teelöffel Kurkuma
- 1/2 Teelöffel Cayennepfeffer (nach Geschmack)
- Salz und Pfeffer nach Geschmack
- 2 Esslöffel Olivenöl
- Frischer Koriander zum Garnieren
- Gekochter Basmatireis zum Servieren

Anweisungen:

1. In einer großen Pfanne Olivenöl bei mittlerer Hitze erhitzen.
2. Gehackte Zwiebel dazugeben und glasig dünsten.
3. Gehackten Knoblauch und geriebenen Ingwer unterrühren, eine weitere Minute kochen lassen.
4. Currypulver, gemahlenen Kreuzkümmel, gemahlenen Koriander, Kurkuma und Cayennepfeffer hinzufügen. 1-2 Minuten kochen lassen, um die Gewürze zu rösten.
5. Blumenkohlröschen, Kichererbsen, Tomatenwürfel und Kokosmilch in die Pfanne geben. Mit Salz und Pfeffer abschmecken.
6. Die Mischung zum Köcheln bringen, dann die Hitze reduzieren, abdecken und 20-25 Minuten köcheln lassen, bis der Blumenkohl weich ist.
7. Das Blumenkohl-Kichererbsen-Kokos-Curry auf gekochtem Basmatireis servieren.
8. Vor dem Servieren mit frischem Koriander garnieren.

Nährwertangaben (pro Portion - 1 Tasse Curry mit 1/2 Tasse gekochtem Basmatireis):

- Kalorien: ca. 400 kcal
- Eiweiß: 15g
- Fett: 20g
- Kohlenhydrate: 50g
- Ballaststoffe: 12g
- Zucker: 8g

Zubereitungszeit: 20 Minuten

Zubereitungszeit: 25 Minuten

Anzahl der Portionen: ca. 6 Portionen

Kräuter-Quinoa-Pilaw:

Zutaten:

- 1 Tasse Quinoa, abgespült und abgetropft
- 2 Tassen Gemüsebrühe
- 1 Esslöffel Olivenöl
- 1 Zwiebel, fein gehackt
- 2 Knoblauchzehen, gehackt
- 1 Teelöffel getrockneter Thymian
- 1 Teelöffel getrockneter Rosmarin
- 1/2 Tasse gehackte frische Petersilie
- Salz und Pfeffer nach Geschmack
- Zitronenspalten zum Servieren (optional)

Anweisungen:

1. In einem mittelgroßen Topf Olivenöl bei mittlerer Hitze erhitzen.
2. Gehackte Zwiebel dazugeben und glasig dünsten.
3. Gehackten Knoblauch, getrockneten Thymian und getrockneten Rosmarin unterrühren. Eine weitere Minute kochen lassen.
4. Quinoa in den Topf geben und 2-3 Minuten rösten.
5. Mit Gemüsebrühe aufgießen, mit Salz und Pfeffer würzen und zum Kochen bringen.
6. Die Hitze reduzieren, abdecken und 15-20 Minuten köcheln lassen, bis Quinoa gar ist und die Flüssigkeit aufgesogen ist.
7. Quinoa mit einer Gabel auflockern und gehackte frische Petersilie unterrühren.
8. Den Kräuter-Quinoa-Pilaw nach Belieben mit Zitronenspalten servieren.

Nährwertangaben (pro Portion - 1 Tasse Quinoa-Pilaw):

- Kalorien: ca. 200 kcal
- Eiweiß: 5g
- Fett: 5g
- Kohlenhydrate: 30g
- Ballaststoffe: 4g
- davon Zucker: 2g

Zubereitungszeit: 10 Minuten

Zubereitungszeit: 20 Minuten

Anzahl der Portionen: ca. 4 Portionen

Gerösteter Rosenkohl mit Knoblauch:

Zutaten:

- 1 Pfund Rosenkohl, geputzt und halbiert
- 3 Esslöffel Olivenöl
- 4 Knoblauchzehen, gehackt
- 1 Teelöffel geräuchertes Paprikapulver
- Salz und Pfeffer nach Geschmack
- Zitronenspalten zum Servieren (optional)

Anweisungen:

1. Den Ofen auf 200°C (400°F) vorheizen.
2. In einer großen Schüssel halbierten Rosenkohl mit Olivenöl, gehacktem Knoblauch, geräuchertem Paprikapulver, Salz und Pfeffer vermengen.
3. Den Rosenkohl in einer Schicht auf einem Backblech verteilen.
4. Im vorgeheizten Backofen 25-30 Minuten rösten, bis der Rosenkohl goldbraun und an den Rändern knusprig ist.
5. Aus dem Ofen nehmen und in eine Servierplatte geben.
6. Den im Knoblauch gerösteten Rosenkohl nach Belieben mit Zitronenspalten servieren.

Nährwertangaben (pro Portion - 1 Tasse Rosenkohl):

- Kalorien: ca. 100 kcal
- Eiweiß: 3g
- Fett: 7g
- Kohlenhydrate: 10g
- Ballaststoffe: 4g
- davon Zucker: 2g

Zubereitungszeit: 10 Minuten

Röstzeit: 25-30 Minuten

Anzahl der Portionen: ca. 4 Portionen

Zitronenkräuter Bratkartoffeln:

Zutaten:

- 2 Pfund Babykartoffeln, halbiert
- 3 Esslöffel Olivenöl
- Schale von 1 Zitrone
- Saft von 1 Zitrone
- 2 Teelöffel getrockneter Rosmarin
- 1 Teelöffel getrockneter Thymian
- 4 Knoblauchzehen, gehackt
- Salz und Pfeffer nach Geschmack
- Frische Petersilie zum Garnieren (optional)

Anweisungen:

1. Den Ofen auf 200°C (400°F) vorheizen.
2. In einer großen Schüssel halbierte Babykartoffeln mit Olivenöl, Zitronenschale, Zitronensaft, getrocknetem Rosmarin, getrocknetem Thymian, gehacktem Knoblauch, Salz und Pfeffer vermengen.
3. Die Kartoffeln in einer Schicht auf einem Backblech verteilen.
4. Im vorgeheizten Backofen 30-35 Minuten rösten, bis die Kartoffeln goldbraun und an den Rändern knusprig sind.
5. Aus dem Ofen nehmen und in eine Servierplatte geben.
6. Nach Belieben mit frischer Petersilie garnieren.

Nährwertangaben (pro Portion - 1 Tasse Bratkartoffeln):

- Kalorien: ca. 180 kcal
- Eiweiß: 3g
- Fett: 7g
- Kohlenhydrate: 27g
- Ballaststoffe: 3g
- davon Zucker: 2g

Zubereitungszeit: 15 Minuten

Röstzeit: 30-35 Minuten

Anzahl der Portionen: ca. 6 Portionen

Pikantes gegrilltes Gemüse:

Zutaten:

- 2 Zucchini, in Scheiben geschnitten
- 1 Aubergine, in Scheiben geschnitten
- 1 rote Paprika, in Scheiben geschnitten
- 1 gelbe Paprika, in Scheiben geschnitten
- 1 rote Zwiebel, in Scheiben geschnitten
- 1 Tasse Kirschtomaten
- 3 Esslöffel Olivenöl
- Schale von 1 Zitrone
- Saft von 1 Zitrone
- 2 Teelöffel getrockneter Oregano
- 1 Teelöffel Knoblauchpulver
- Salz und Pfeffer nach Geschmack
- Frisches Basilikum zum Garnieren (optional)

Anweisungen:

1. Den Grill auf mittlere bis hohe Hitze vorheizen.
2. In einer großen Schüssel in Scheiben geschnittene Zucchini, Auberginen, rote und gelbe Paprika, rote Zwiebelscheiben und Kirschtomaten mit Olivenöl, Zitronenschale, Zitronensaft, getrocknetem Oregano, Knoblauchpulver, Salz und Pfeffer vermengen.
3. Das Gemüse auf Spieße stecken oder direkt auf den Grillrost legen.
4. Unter gelegentlichem Wenden 10-15 Minuten grillen, bis das Gemüse weich ist und Grillflecken aufweist.
5. Vom Grill nehmen und auf eine Servierplatte geben.
6. Nach Belieben mit frischem Basilikum garnieren.

Nährwertangaben (pro Portion - 1 Tasse gegrilltes Gemüse):

- Kalorien: ca. 120 kcal
- Eiweiß: 2g
- Fett: 7g
- Kohlenhydrate: 15g
- Ballaststoffe: 5g
- Zucker: 8g

Zubereitungszeit: 15 Minuten

Grillzeit: 10-15 Minuten

Anzahl der Portionen: ca. 4 Portionen

Gebratener Grünkohl mit Pinienkernen:

Zutaten:

- 1 Bund Grünkohl, Stiele entfernt und Blätter gehackt
- 2 Esslöffel Olivenöl
- 2 Knoblauchzehen, gehackt
- 1/4 Tasse Pinienkerne
- Salz und Pfeffer nach Geschmack
- Zitronenspalten zum Servieren (optional)

Anweisungen:

1. In einer großen Pfanne Olivenöl bei mittlerer Hitze erhitzen.
2. Den gehackten Knoblauch dazugeben und 1-2 Minuten anbraten, bis er duftet.
3. Den gehackten Grünkohl in die Pfanne geben und mit Olivenöl und Knoblauch bestreichen.
4. Den Grünkohl unter gelegentlichem Rühren 5-7 Minuten anbraten, bis die Blätter welk und weich sind.
5. In einer separaten kleinen Pfanne die Pinienkerne bei mittlerer Hitze goldbraun rösten. Beobachte sie genau, da sie schnell brennen können.
6. Geröstete Pinienkerne über den angebratenen Grünkohl streuen und vermengen.
7. Mit Salz und Pfeffer abschmecken.
8. Den sautierten Grünkohl mit Pinienkernen und Zitronenspalten servieren.

Nährwertangaben (pro Portion - 1 Tasse sautierter Grünkohl mit Pinienkernen):

- Kalorien: ca. 150 kcal
- Eiweiß: 5g
- Fett: 12g
- Kohlenhydrate: 10g
- Ballaststoffe: 3g
- davon Zucker: 1g

Zubereitungszeit: 10 Minuten

Zubereitungszeit: 7 Minuten

Anzahl der Portionen: ca. 4 Portionen

Blumenkohlpüree mit Schnittlauch:

Zutaten:

- 1 Kopf Blumenkohl, in Röschen geschnitten
- 2 Knoblauchzehen, gehackt
- 2 Esslöffel vegane Butter oder Olivenöl
- 1/4 Tasse ungesüßte Mandelmilch (oder pflanzliche Milch)
- Salz und Pfeffer nach Geschmack
- 2 EL frischer Schnittlauch, gehackt
- Optional: Hefeflocken für zusätzlichen Geschmack

Anweisungen:

1. Blumenkohlröschen dämpfen oder kochen, bis sie weich sind, etwa 10-12 Minuten.
2. Den Blumenkohl abtropfen lassen und in eine Küchenmaschine geben.
3. Gehackten Knoblauch, vegane Butter oder Olivenöl und Mandelmilch in die Küchenmaschine geben.
4. Mixen, bis eine glatte und cremige Masse entsteht. Wenn die Mischung zu dickflüssig ist, kannst du bei Bedarf mehr Mandelmilch hinzufügen.
5. Mit Salz und Pfeffer abschmecken.
6. Den pürierten Blumenkohl in eine Servierschüssel geben und gehackten frischen Schnittlauch unterrühren.
7. Optional: Hefeflocken darüber streuen, um den Geschmack zu erhöhen.
8. Servieren Sie den pürierten Blumenkohl mit Schnittlauch als leckere und gesunde Beilage.

Nährwertangaben (pro Portion - 1/2 Tasse Blumenkohlpüree mit Schnittlauch):

- Kalorien: ca. 70 kcal
- Eiweiß: 2g
- Fett: 5g
- Kohlenhydrate: 6g
- Ballaststoffe: 3g
- davon Zucker: 2g

Zubereitungszeit: 15 Minuten

Kochzeit: 10-12 Minuten

Anzahl der Portionen: ca. 4 Portionen

Gurken-Tomaten-Salat:

Zutaten:

- 2 Gurken, in dünne Scheiben geschnitten
- 2 Tassen Kirschtomaten, halbiert
- 1/2 rote Zwiebel, in dünne Scheiben geschnitten
- 1/4 Tasse frische Petersilie, gehackt
- 2 Esslöffel Olivenöl
- 1 Esslöffel Rotweinessig
- 1 Teelöffel Dijon-Senf
- Salz und Pfeffer nach Geschmack
- Optional: Fetakäse zum Garnieren

Anweisungen:

1. In einer großen Schüssel in Scheiben geschnittene Gurken, halbierte Kirschtomaten, in Scheiben geschnittene rote Zwiebeln und gehackte frische Petersilie vermischen.
2. In einer kleinen Schüssel Olivenöl, Rotweinessig, Dijon-Senf, Salz und Pfeffer verquirlen.
3. Das Dressing über die Gurken-Tomaten-Mischung gießen. Schwenken, um es gleichmäßig zu beschichten.
4. Den Salat vor dem Servieren mindestens 15 Minuten im Kühlschrank marinieren lassen.
5. Optional: Vor dem Servieren mit zerbröckeltem Fetakäse garnieren.

Nährwertangaben (pro Portion - 1 Tasse Gurken-Tomaten-Salat):

- Kalorien: ca. 80 kcal
- Eiweiß: 2g
- Fett: 5g
- Kohlenhydrate: 8g
- Ballaststoffe: 2g
- Zucker: 4g

Zubereitungszeit: 15 Minuten

Marinierzeit: 15 Minuten

Anzahl der Portionen: ca. 4 Portionen

Gerösteter Spargel mit Zitrone:

Zutaten:

- 1 Bund Spargel, zähe Enden abgeschnitten
- 2 Esslöffel Olivenöl
- Schale von 1 Zitrone
- Saft von 1 Zitrone
- Salz und Pfeffer nach Geschmack
- Optional: Geriebener Parmesan zum Garnieren

Anweisungen:

1. Den Ofen auf 200°C (400°F) vorheizen.
2. Den geschnittenen Spargel auf ein Backblech legen.
3. Olivenöl über den Spargel träufeln und gleichmäßig bedecken.
4. Zitronenschale und Zitronensaft über den Spargel streuen.
5. Mit Salz und Pfeffer abschmecken.
6. Im vorgeheizten Backofen 12-15 Minuten rösten, bis der Spargel weich, aber noch knusprig ist.
7. Optional: Vor dem Servieren mit geriebenem Parmesan garnieren.

Nährwertangaben (pro Portion - 1 Tasse gerösteter Spargel):

- Kalorien: ca. 60 kcal
- Eiweiß: 2g
- Fett: 5g
- Kohlenhydrate: 4g
- Ballaststoffe: 2g
- davon Zucker: 1g

Zubereitungszeit: 10 Minuten

Röstzeit: 12-15 Minuten

Anzahl der Portionen: ca. 4 Portionen

Gefüllte Paprika mit Quinoa und Spinat:

Zutaten:

- 4 große Paprikaschoten, halbiert und entkernt
- 1 Tasse Quinoa, gekocht
- 2 Tassen Babyspinat, gehackt
- 1 Dose (15 oz) schwarze Bohnen, abgetropft und abgespült
- 1 Tasse Maiskörner (frisch oder gefroren)

- 1 Tasse Kirschtomaten, gewürfelt
- 1 Tasse rote Zwiebel, fein gehackt
- 2 Knoblauchzehen, gehackt
- 1 Teelöffel gemahlener Kreuzkümmel
- 1 Teelöffel Chilipulver
- Salz und Pfeffer nach Geschmack
- 1 Tasse Tomatensoße
- 1 Tasse veganer oder normaler geriebener Käse
- Frischer Koriander zum Garnieren (optional)

Anweisungen:

1. Den Ofen auf 190°C (375°F) vorheizen.
2. In einer großen Rührschüssel gekochten Quinoa, gehackten Babyspinat, schwarze Bohnen, Maiskörner, gewürfelte Kirschtomaten, gehackte rote Zwiebeln, gehackten Knoblauch, gemahlenen Kreuzkümmel, Chilipulver, Salz und Pfeffer vermischen.
3. Die Quinoa-Spinat-Mischung in jede halbierte Paprika geben.
4. Die gefüllten Paprikaschoten mit Tomatensoße übergießen.
5. Streuen Sie geriebenen Käse darüber.
6. Die Auflaufform mit Folie abdecken und für 25-30 Minuten backen.
7. Die Folie entfernen und weitere 10 Minuten backen, bis der Käse geschmolzen ist und Blasen wirft.
8. Nach Belieben mit frischem Koriander garnieren.

Nährwertangaben (pro Portion - 1 gefüllte Paprikahälfte):

- Kalorien: ca. 250 kcal
- Eiweiß: 10g
- Fett: 8g
- Kohlenhydrate: 35g
- Ballaststoffe: 8g
- davon Zucker: 6g

Zubereitungszeit: 20 Minuten

Backzeit: 35-40 Minuten

Anzahl der Portionen: ca. 8 Portionen (2 gefüllte Paprikahälften pro Portion)

Gedämpfter Brokkoli mit Mandel-Parmesan:

Zutaten:

- 1 Pfund Brokkoliröschen
- 2 Esslöffel Olivenöl
- 1/4 Tasse Mandelmehl
- 2 Esslöffel Hefeflocken
- 1/2 Teelöffel Knoblauchpulver
- Salz und Pfeffer nach Geschmack
- Zitronenspalten zum Servieren (optional)

Anweisungen:

1. Die Brokkoliröschen ca. 5-7 Minuten dämpfen, bis sie zart-knusprig sind.
2. In einer kleinen Schüssel Mandelmehl, Hefeflocken, Knoblauchpulver, Salz und Pfeffer zu Mandel-Parmesan verrühren.
3. Olivenöl in einer Pfanne bei mittlerer Hitze erhitzen.
4. Gedämpften Brokkoli in die Pfanne geben und mit Olivenöl bestreichen.
5. Mandel-Parmesan über den Brokkoli streuen und erneut schwenken, um ihn gleichmäßig zu verteilen.
6. Weitere 2-3 Minuten kochen lassen, bis der Mandel-Parmesan leicht geröstet ist.
7. Optional: Mit Zitronenspalten für einen Frischekick servieren.

Nährwertangaben (pro Portion - 1 Tasse gedämpfter Brokkoli mit Mandel-Parmesan):

- Kalorien: ca. 120 kcal
- Eiweiß: 6g
- Fett: 9g
- Kohlenhydrate: 8g
- Ballaststoffe: 4g
- davon Zucker: 2g

Zubereitungszeit: 10 Minuten

Dämpfzeit: 5-7 Minuten

Kochzeit: 3-5 Minuten

Anzahl der Portionen: ca. 4 Portionen

SÜSSER GENUSS, OHNE SCHULDGEFÜHLE

Schoko-Avocado-Mousse:

Zutaten:

- 2 reife Avocados
- 1/2 Tasse Kakaopulver
- 1/2 Tasse Ahornsirup oder Agavendicksaft
- 1/4 Tasse Mandelmilch
- 1 Teelöffel Vanilleextrakt
- Prise Salz
- Frische Beeren zum Garnieren (optional)

Anweisungen:

1. In einem Mixer oder einer Küchenmaschine reife Avocados, Kakaopulver, Ahornsirup (oder Agavendicksaft), Mandelmilch, Vanilleextrakt und eine Prise Salz vermischen.
2. Mixen, bis alles glatt und cremig ist, dabei die Seiten nach Bedarf abkratzen.
3. Abschmecken und ggf. die Süße anpassen, indem Sie mehr Ahornsirup hinzufügen.
4. Die Schoko-Avocado-Mousse vor dem Servieren mindestens 30 Minuten im Kühlschrank kalt stellen.
5. Nach Belieben mit frischen Beeren garnieren.

Nährwertangaben (pro Portion - 1/2 Tasse Schoko-Avocado-Mousse):

- Kalorien: ca. 200 kcal
- Eiweiß: 3g
- Fett: 14g
- Kohlenhydrate: 22g
- Ballaststoffe: 7g
- davon Zucker: 12g

Zubereitungszeit: 10 Minuten

Kühlzeit: 30 Minuten

Anzahl der Portionen: ca. 4 Portionen

Ahorn-Zimt-Bratäpfel:

Zutaten:

- 4 große Äpfel, entkernt und halbiert
- 1/4 Tasse Ahornsirup
- 1 Teelöffel gemahlener Zimt
- 1/4 Teelöffel gemahlene Muskatnuss
- 1/4 Tasse gehackte Nüsse (Walnüsse, Pekannüsse oder Mandeln)
- 2 Esslöffel vegane oder normale Butter, geschmolzen
- Vanilleeis oder Joghurt zum Servieren (optional)

Anweisungen:

1. Den Ofen auf 190°C (375°F) vorheizen.
2. Die entkernten und halbierten Äpfel in eine Auflaufform geben.
3. In einer kleinen Schüssel Ahornsirup, gemahlenen Zimt, gemahlene Muskatnuss, gehackte Nüsse und geschmolzene Butter vermischen.
4. Die Ahornsirupmischung über jede Apfelhälfte geben, dabei darauf achten, dass sie gut bedeckt sind.
5. Im vorgeheizten Backofen 25-30 Minuten backen, bis die Äpfel weich sind.
6. Aus dem Ofen nehmen und etwas abkühlen lassen.
7. Servieren Sie die Ahorn-Zimt-Bratäpfel nach Belieben mit einer Kugel Vanilleeis oder Joghurt.

Nährwertangaben (pro Portion - 1 Bratapfelhälfte):

- Kalorien: ca. 150 kcal
- Eiweiß: 1g
- Fett: 8g
- Kohlenhydrate: 20g
- Ballaststoffe: 3g
- davon Zucker: 15g

Zubereitungszeit: 15 Minuten

Backzeit: 25-30 Minuten

Anzahl der Portionen: ca. 8 Portionen (2 Bratapfelhälften pro Portion)

Kokos-Chiasamen-Pudding:

Zutaten:

- 1/4 Tasse Chiasamen
- 1 Tasse Kokosmilch (aus der Dose, Vollfett)
- 1 Esslöffel Ahornsirup oder Agavendicksaft
- 1/2 Teelöffel Vanilleextrakt
- Optionale Toppings: Frische Beeren, in Scheiben geschnittene Bananen, Kokosraspeln

Anweisungen:

1. In einer Schüssel Chiasamen, Kokosmilch, Ahornsirup (oder Agavendicksaft) und Vanilleextrakt vermischen.
2. Die Mischung gründlich verquirlen, um sicherzustellen, dass sich die Chiasamen gut verteilen.
3. Die Schüssel abdecken und für mindestens 3 Stunden oder über Nacht in den Kühlschrank stellen, damit die Chiasamen die Flüssigkeit aufnehmen und eine puddingartige Konsistenz entwickeln können.
4. Rühren Sie die Mischung vor dem Servieren noch einmal um, um Klumpen aufzulösen.
5. Serviere den Kokos-Chiasamen-Pudding in einzelnen Schüsseln oder Gläsern.
6. Nach Belieben mit frischen Beeren, in Scheiben geschnittenen Bananen oder Kokosraspeln belegen.

Nährwertangaben (pro Portion - 1/2 Tasse Kokosnuss-Chiasamen-Pudding):

- Kalorien: ca. 180 kcal
- Eiweiß: 4g
- Fett: 13g
- Kohlenhydrate: 14g
- Ballaststoffe: 7g
- Zucker: 5g

Zubereitungszeit: 5 Minuten

Kühlzeit: 3 Stunden oder über Nacht

Anzahl der Portionen: ca. 2 Portionen

Beeren-Mandel-Parfait:

Zutaten:

- 1 Tasse gemischte Beeren (z.B. Erdbeeren, Heidelbeeren, Himbeeren)
- 1 Tasse griechischer Joghurt (natur oder aromatisiert, je nach Vorliebe)
- 1/4 Tasse Müsli
- 2 Esslöffel gehobelte Mandeln
- Honig oder Ahornsirup (optional, für die Süße)

Anweisungen:

1. Die Beeren waschen und nach Belieben größere Früchte wie Erdbeeren klein schneiden.
2. Nimm ein Glas oder eine Schüssel und beginne, die Zutaten zu schichten. Beginnen Sie mit einem Löffel griechischem Joghurt am Boden.
3. Eine Schicht gemischte Beeren auf den Joghurt geben.
4. Streue etwas Granola über die Beeren.
5. Wiederhole die Schichten, bis du die Oberseite des Glases oder der Schüssel erreichst.
6. Zum Schluss noch einen Klecks griechischen Joghurt darüber geben.
7. Optional kannst du etwas Honig oder Ahornsirup mit etwas Honig beträufeln, um die Süße zu erhöhen.
8. Ganz oben mit gehobelten Mandeln garnieren.

Nährwertangaben (pro Portion, ungefähr):

- Kalorien: Etwa 250-300 Kalorien
- Eiweiß: 10-15 Gramm
- Fett: 10-15 Gramm
- Kohlenhydrate: 30-40 Gramm
- Ballaststoffe: 5-8 Gramm
- Zucker: 15-20 Gramm (abhängig von Joghurt und zugesetzten Süßungsmitteln)

Zubereitungszeit: ca. 10-15 Minuten

Anzahl der Portionen: 1 Portion

Haferflocken-Bananen-Kekse:

Zutaten:

- 2 reife Bananen, püriert
- 1 Tasse Haferflocken
- 1/4 Tasse Mandelmus oder Erdnussbutter
- 1/4 Tasse Rosinen oder Schokoladenstückchen (optional)
- 1/2 Teelöffel Vanilleextrakt
- 1/2 Teelöffel gemahlener Zimt

- Prise Salz

Anweisungen:

1. Den Ofen auf 180°C (350°F) vorheizen und ein Backblech mit Backpapier auslegen.
2. In einer Schüssel zerdrückte Bananen, Haferflocken, Mandelmus (oder Erdnussbutter), Rosinen (oder Schokoladenstückchen), Vanilleextrakt, gemahlenen Zimt und eine Prise Salz vermischen.
3. Mixen, bis alle Zutaten gut vermischt sind.
4. Löffelweise den Plätzchenteig mit Abstand auf das vorbereitete Backblech tropfen lassen.
5. Jeden Keks mit der Rückseite eines Löffels leicht flach drücken.
6. Im vorgeheizten Backofen 12-15 Minuten backen, bis die Ränder goldbraun sind.
7. Die Kekse einige Minuten auf dem Backblech abkühlen lassen, bevor sie auf ein Kuchengitter gelegt werden, damit sie vollständig auskühlen.

Nährwertangaben (pro Portion - 2 Kekse):

- Kalorien: ca. 150 kcal
- Eiweiß: 3g
- Fett: 7g
- Kohlenhydrate: 20g
- Ballaststoffe: 3g
- Zucker: 8g

Zubereitungszeit: 10 Minuten

Backzeit: 12-15 Minuten

Anzahl der Portionen: ca. 10 Portionen (2 Kekse pro Portion)

Pumpkin Spice Energy Bites:

Zutaten:

- 1 Tasse Haferflocken
- 1/2 Tasse Kürbispüree
- 1/4 Tasse Mandelmus oder Erdnussbutter
- 1/4 Tasse gemahlene Leinsamen
- 1/4 Tasse Ahornsirup oder Agavendicksaft
- 1 Teelöffel Kürbisgewürzmischung
- 1/2 Teelöffel Vanilleextrakt
- Prise Salz

- 1/4 Tasse gehackte Nüsse oder Samen (optional, für die Textur)

Anweisungen:

1. In einer großen Schüssel Haferflocken, Kürbispüree, Mandelmus (oder Erdnussbutter), gemahlene Leinsamen, Ahornsirup (oder Agavendicksaft), Kürbisgewürzmischung, Vanilleextrakt und eine Prise Salz vermischen.
2. Verrühren, bis die Zutaten gut vermischt sind.
3. Wenn Sie möchten, können Sie gehackte Nüsse oder Samen unterheben, um die Textur zu erhöhen.
4. Stellen Sie die Mischung mindestens 30 Minuten in den Kühlschrank, um die Handhabung zu erleichtern.
5. Nach dem Abkühlen die Mischung mit den Händen zu mundgerechten Kugeln rollen.
6. Die Pumpkin Spice Energy Bites auf ein mit Backpapier ausgelegtes Tablett legen.
7. Vor dem Servieren weitere 30 Minuten in den Kühlschrank stellen.

Nährwertangaben (pro Portion - 2 Energy Bites):

- Kalorien: ca. 150 kcal
- Eiweiß: 4g
- Fett: 7g
- Kohlenhydrate: 18g
- Ballaststoffe: 3g
- Zucker: 7g

Zubereitungszeit: 15 Minuten

Kühlzeit: 1 Stunde

Anzahl der Portionen: ca. 8 Portionen (2 Energiehäppchen pro Portion)

Erdbeeren in Schokolade getaucht:

Zutaten:

- 1 Pfund frische Erdbeeren, gewaschen und getrocknet
- 4 Unzen dunkle Schokolade (70% Kakao oder höher), gehackt
- 1 Esslöffel Kokosöl
- Optionale Toppings: Gehackte Nüsse, Kokosraspeln oder Meersalz

Anweisungen:

1. Ein Backblech mit Backpapier auslegen.

2. In einer hitzebeständigen Schüssel die dunkle Schokolade und das Kokosöl zusammen schmelzen. Sie können ein Wasserbad oder eine Mikrowelle in kurzen Intervallen verwenden und umrühren, bis eine glatte Masse entsteht.

3. Halten Sie jede Erdbeere am Stiel fest und tauchen Sie sie in die geschmolzene Schokolade, wobei Sie etwa zwei Drittel der Erdbeere überziehen.

4. Überschüssige Schokolade abtropfen lassen und dann die in Schokolade getauchte Erdbeere auf das vorbereitete Backblech legen.

5. Optional: Gehackte Nüsse, Kokosraspeln oder eine Prise Meersalz über die Schokolade streuen, bevor sie aushärtet.

6. Wiederholen Sie den Vorgang mit den restlichen Erdbeeren.

7. Das Backblech für ca. 30 Minuten in den Kühlschrank stellen, bis die Schokolade ausgehärtet ist.

Nährwertangaben (pro Portion - 4 in Schokolade getauchte Erdbeeren):
- Kalorien: ca. 120 kcal
- Eiweiß: 2g
- Fett: 8g
- Kohlenhydrate: 15g
- Ballaststoffe: 4g
- davon Zucker: 10g

Zubereitungszeit: 20 Minuten

Kühlzeit: 30 Minuten

Anzahl der Portionen: ca. 4 Portionen (4 in Schokolade getauchte Erdbeeren pro Portion)

Feigen- und Mandel-Energie-Häppchen:

Zutaten:
- 1 Tasse getrocknete Feigen, Stiele entfernt
- 1 Tasse Mandeln
- 1/4 Tasse Haferflocken
- 2 Esslöffel Mandelmus
- 1 Esslöffel Chiasamen
- 1/2 Teelöffel Vanilleextrakt
- Prise Salz
- Optional: Ungesüßte Kokosraspeln zum Rollen

Anweisungen:

1. In einer Küchenmaschine getrocknete Feigen, Mandeln, Haferflocken, Mandelbutter, Chiasamen, Vanilleextrakt und eine Prise Salz vermischen.
2. Die Mischung zu einem klebrigen Teig verarbeiten.
3. Den Teig in kleinen Portionen aushöhlen und zu mundgerechten Kugeln ausrollen.
4. Optional: Wälzen Sie jeden Energiebissen in ungesüßten Kokosraspeln für zusätzliche Textur.
5. Die Feigen- und Mandel-Energiehäppchen auf ein mit Backpapier ausgelegtes Blech legen.
6. Mindestens 30 Minuten in den Kühlschrank stellen, um die Bisse zu festigen.

Nährwertangaben (pro Portion - 2 Energy Bites):

- Kalorien: ca. 120 kcal
- Eiweiß: 3g
- Fett: 7g
- Kohlenhydrate: 14g
- Ballaststoffe: 4g
- Zucker: 9g

Zubereitungszeit: 15 Minuten

Kühlzeit: 30 Minuten

Anzahl der Portionen: ca. 8 Portionen (2 Energiehäppchen pro Portion)

Gebackene Birnen mit Zimt:

Zutaten:

- 4 reife, aber feste Birnen, halbiert und entkernt
- 1 Esslöffel geschmolzenes Kokosöl oder Butter
- 2 Esslöffel Ahornsirup
- 1 Teelöffel gemahlener Zimt
- 1/4 Teelöffel Muskatnuss
- 1/4 Tasse gehackte Nüsse (Walnüsse oder Pekannüsse), optional
- Griechischer Joghurt oder Vanilleeis zum Servieren, optional

Anweisungen:

1. Den Ofen auf 190°C (375°F) vorheizen und eine Auflaufform einfetten.
2. Die halbierten und entkernten Birnen in die vorbereitete Auflaufform geben.

3. In einer kleinen Schüssel geschmolzenes Kokosöl (oder Butter), Ahornsirup, gemahlenen Zimt und Muskatnuss vermischen.
4. Bestreiche jede Birnenhälfte mit der Mischung und achte darauf, dass sie gut bedeckt sind.
5. Optional: Gehackte Nüsse über die Birnen streuen, um sie noch knuspriger zu machen.
6. Im vorgeheizten Backofen 25-30 Minuten backen, bis die Birnen weich sind.
7. Servieren Sie die mit Zimt gebackenen Birnen warm, entweder pur oder nach Belieben mit einem Klecks griechischem Joghurt oder einer Kugel Vanilleeis.

Nährwertangaben (pro Portion - 1 gebackene Birnenhälfte mit Zimt):
- Kalorien: ca. 90 kcal
- Eiweiß: 1g
- Fett: 4g
- Kohlenhydrate: 15g
- Ballaststoffe: 3g
- Zucker: 9g

Zubereitungszeit: 10 Minuten

Backzeit: 25-30 Minuten

Anzahl der Portionen: ca. 8 Portionen (1 gebackene Birnenhälfte mit Zimt pro Portion)

Veganer Kürbiskuchen:

Zutaten:

Für den Boden:
- 1 1/2 Tassen Graham-Cracker-Krümel (achte darauf, dass sie vegan sind)
- 1/3 Tasse geschmolzenes Kokosöl oder vegane Butter
- 2 Esslöffel Ahornsirup

Für die Füllung:
- 1 Dose (15 oz) Kürbispüree
- 1/2 Tasse Kokosmilch (Vollfett, Dose)
- 1/2 Tasse Ahornsirup
- 1/4 Tasse Maisstärke
- 1 Teelöffel Vanilleextrakt
- 1 1/2 Teelöffel Kürbisgewürzmischung
- 1/2 Teelöffel Zimt
- 1/4 Teelöffel Salz

Anweisungen:

Für den Boden:

1. Den Ofen auf 180°C (350°F) vorheizen.
2. In einer Schüssel Graham-Cracker-Krümel, geschmolzenes Kokosöl (oder vegane Butter) und Ahornsirup vermischen.
3. Die Masse auf den Boden einer Kuchenform drücken, um den Boden zu formen.
4. Den Boden 8-10 Minuten backen, bis er leicht goldbraun ist. Während der Zubereitung der Füllung abkühlen lassen.

Für die Füllung:

1. In einem Mixer Kürbispüree, Kokosmilch, Ahornsirup, Maisstärke, Vanilleextrakt, Kürbisgewürzmischung, Zimt und Salz vermischen.
2. Mixen, bis eine glatte und cremige Masse entsteht.
3. Die Füllung in den vorgebackenen Boden geben.
4. Im vorgeheizten Backofen 45-50 Minuten backen, bis die Füllung fest ist.
5. Den veganen Kürbiskuchen komplett abkühlen lassen, bevor du ihn für mindestens 4 Stunden oder über Nacht in den Kühlschrank stellst.

Nährwertangaben (Pro Portion - 1 Scheibe, basierend auf 8 Portionen):

- Kalorien: ca. 300 kcal
- Eiweiß: 3g
- Fett: 14g
- Kohlenhydrate: 40g
- Ballaststoffe: 2g
- davon Zucker: 24g

Zubereitungszeit: 20 Minuten

Backzeit: 45-50 Minuten

Kühlzeit: 4 Stunden oder über Nacht

Anzahl der Portionen: ca. 8 Portionen

Gewürzte geröstete Kichererbsen:

Zutaten:

- 2 Dosen (je 15 oz) Kichererbsen, abgetropft und abgespült
- 2 Esslöffel Olivenöl
- 1 Teelöffel gemahlener Kreuzkümmel
- 1 Teelöffel geräuchertes Paprikapulver
- 1/2 Teelöffel gemahlener Koriander
- 1/2 Teelöffel Knoblauchpulver
- 1/4 Teelöffel Cayennepfeffer (nach Geschmack)
- Salz nach Geschmack

Anweisungen:

1. Den Ofen auf 200°C (400°F) vorheizen und ein Backblech mit Backpapier auslegen.
2. Tupfen Sie die Kichererbsen mit einem Küchentuch trocken, um überschüssige Feuchtigkeit zu entfernen.
3. In einer Schüssel Kichererbsen mit Olivenöl, gemahlenem Kreuzkümmel, geräuchertem Paprikapulver, gemahlenem Koriander, Knoblauchpulver, Cayennepfeffer und Salz vermengen, bis sie gleichmäßig bedeckt sind.
4. Die Kichererbsen in einer einzigen Schicht auf dem vorbereiteten Backblech verteilen.
5. Im vorgeheizten Backofen 25-30 Minuten rösten, dabei die Pfanne nach der Hälfte der Zeit schütteln, bis die Kichererbsen goldbraun und knusprig sind.
6. Aus dem Ofen nehmen und vor dem Servieren etwas abkühlen lassen.

Nährwertangaben (pro Portion - 1/2 Tasse):

- Kalorien: ca. 180 kcal
- Eiweiß: 7g
- Fett: 7g
- Kohlenhydrate: 24g

- Ballaststoffe: 7g
- Zucker: 4g

Zubereitungszeit: 10 Minuten

Röstzeit: 25-30 Minuten

Anzahl der Portionen: ca. 6 Portionen

Frische Veggie-Salsa mit Vollkorn-Crackern:

Zutaten:

Für die Salsa

- 2 mittelgroße Tomaten, gewürfelt
- 1 Gurke, gewürfelt
- 1 Paprika (beliebige Farbe), gewürfelt
- 1/2 rote Zwiebel, fein gehackt
- 1 Jalapeño, entkernt und fein gehackt (optional zum Erhitzen)
- 1/4 Tasse frischer Koriander, gehackt
- Saft von 1 Limette
- Salz und Pfeffer nach Geschmack

Für die Vollkorncracker:
- 1 Tasse Vollkorncracker

Anweisungen:

Für die Salsa:
1. In einer großen Schüssel Tomatenwürfel, Gurkenwürfel, Paprikawürfel, fein gehackte rote Zwiebeln, gehackte Jalapeño (falls verwendet) und gehackten Koriander vermischen.
2. Frischen Limettensaft über die Mischung pressen und vorsichtig vermengen.
3. Mit Salz und Pfeffer abschmecken.
4. Die Salsa mindestens 15 Minuten ruhen lassen, damit sich die Aromen vermischen können.

Für die Vollkorncracker:
1. Servieren Sie die frische Gemüsesalsa mit Vollkorncrackern als Beilage.

Nährwertangaben (pro Portion - 1/2 Tasse Salsa mit 1/2 Tasse Crackern):
- Kalorien: ca. 150 kcal
- Eiweiß: 3g

- Fett: 7g
- Kohlenhydrate: 20g
- Ballaststoffe: 5g
- Zucker: 3g

Zubereitungszeit: 15 Minuten

Anzahl der Portionen: ca. 4 Portionen

Rohe Nussmischung:

Zutaten:
- 1 Tasse rohe Mandeln
- 1/2 Tasse rohe Walnüsse
- 1/4 Tasse rohe Cashewkerne
- 1/4 Tasse rohe Kürbiskerne
- 1/4 Tasse rohe Sonnenblumenkerne
- 1/4 Tasse ungesüßte Kokosflocken
- 1 Teelöffel Kokosöl, geschmolzen
- 1/2 Teelöffel gemahlener Zimt
- Prise Meersalz

Anweisungen:
1. In einer großen Schüssel rohe Mandeln, rohe Walnüsse, rohe Cashewnüsse, rohe Kürbiskerne, rohe Sonnenblumenkerne und ungesüßte Kokosflocken vermischen.
2. Träufeln Sie geschmolzenes Kokosöl über die Nussmischung und schwenken Sie sie, um sie gleichmäßig zu bestreichen.
3. Die Nüsse mit gemahlenem Zimt und einer Prise Meersalz bestreuen und erneut schwenken, um eine gleichmäßige Würze zu gewährleisten.
4. Die rohe Nussmischung auf einem mit Backpapier ausgelegten Backblech verteilen.
5. Lassen Sie die Nussmischung einige Stunden oder über Nacht an der Luft trocknen, um den Geschmack zu verstärken.
6. In einem luftdichten Behälter aufbewahren.

Nährwertangaben (pro Portion - 1/4 Tasse):
- Kalorien: ca. 200 kcal
- Eiweiß: 6g
- Fett: 17g
- Kohlenhydrate: 8g

-   Ballaststoffe: 3g
-   davon Zucker: 1g

Zubereitungszeit: 10 Minuten

Trocknungszeit: Einige Stunden oder über Nacht

Anzahl der Portionen: ca. 8 Portionen

Guacamole mit Veggie-Sticks:

Zutaten:

Für die Guacamole:

- 3 reife Avocados
- 1 kleine rote Zwiebel, fein gehackt
- 1-2 Tomaten, gewürfelt
- 1-2 Knoblauchzehen, gehackt
- 1 Limette, entsaftet
- 1/4 Tasse frischer Koriander, gehackt
- Salz und Pfeffer nach Geschmack

Für die Veggie Sticks:

- Karotten-Sticks
- Gurkenstangen
- Paprika-Streifen

Anweisungen:

Für die Guacamole:

1. In einer Schüssel die reifen Avocados mit einer Gabel zerdrücken.
2. Fein gehackte rote Zwiebel, gewürfelte Tomaten, gehackten Knoblauch, Limettensaft, gehackten Koriander, Salz und Pfeffer hinzufügen.
3. Mixen, bis alle Zutaten gut vermischt sind.

Für die Veggie Sticks:

1. Karottensticks, Gurkenstangen und Paprikastreifen waschen und schneiden.

2. Die Guacamole mit den frischen Gemüsesticks servieren.

Nährwertangaben (pro Portion - 1/2 Tasse Guacamole mit Gemüsesticks):

-   Kalorien: ca. 200 kcal
-   Eiweiß: 3g
-   Fett: 16g
-   Kohlenhydrate: 15g
-   Ballaststoffe: 9g
-   Zucker: 3g

Zubereitungszeit: 15 Minuten

Anzahl der Portionen: ca. 4 Portionen

Apfelscheiben mit Mandelmus:

Zutaten:

-   2 Äpfel, entkernt und in Scheiben geschnitten
-   1/2 Tasse Mandelmus
-   1 Esslöffel Chiasamen (optional)
-   Mit Honig oder Ahornsirup beträufeln (optional)

Anweisungen:

1. Die Äpfel entkernen und in dünne Spalten schneiden.
2. In einer kleinen Schüssel das Mandelmus für ein paar Sekunden in der Mikrowelle erwärmen, damit es leichter beträufeln kann.
3. Die Apfelscheiben auf einem Teller oder einer Platte anrichten.
4. Die Apfelscheiben mit Mandelmus beträufeln.
5. Optional: Streuen Sie Chiasamen darüber, um zusätzliche Textur und einen Nährstoffschub zu erhalten.
6. Nach Belieben mit Honig oder Ahornsirup beträufeln.

Nährwertangaben (pro Portion - 1 Apfel mit Mandelmus):

-   Kalorien: ca. 250 kcal
-   Eiweiß: 7g
-   Fett: 15g
-   Kohlenhydrate: 26g
-   Ballaststoffe: 7g
-   davon Zucker: 15g

Zubereitungszeit: 5 Minuten

Anzahl der Portionen: ca. 2 Portionen

Chia-Pudding-Becher:

Zutaten:

- 1/4 Tasse Chiasamen
- 1 Tasse Mandelmilch (oder eine andere pflanzliche Milch)
- 1 Esslöffel Ahornsirup oder Agavendicksaft
- 1/2 Teelöffel Vanilleextrakt
- Frisches Obst zum Topping (z.B. Beeren, Bananenscheiben)
- Nüsse oder Samen zum Topping (z.B. gehackte Mandeln, Kürbiskerne)

Anweisungen:

1. In einem Glas oder einer Schüssel Chiasamen, Mandelmilch, Ahornsirup (oder Agavendicksaft) und Vanilleextrakt vermischen.
2. Die Mischung gründlich verquirlen, um sicherzustellen, dass sich die Chiasamen gut verteilen.
3. Das Glas oder die Schüssel abdecken und mindestens 3 Stunden oder über Nacht in den Kühlschrank stellen, damit die Chiasamen die Flüssigkeit aufnehmen und eine puddingartige Konsistenz entwickeln können.
4. Rühren Sie die Mischung vor dem Servieren noch einmal um, um Klumpen aufzulösen.
5. Den Chia-Pudding vor dem Servieren mit frischem Obst und Nüssen oder Samen belegen.

Nährwertangaben (pro Portion - 1 Chia-Pudding-Becher):

- Kalorien: ca. 200 kcal
- Eiweiß: 6g
- Fett: 10g
- Kohlenhydrate: 22g
- Ballaststoffe: 11g
- Zucker: 8g

Zubereitungszeit: 5 Minuten

Kühlzeit: 3 Stunden oder über Nacht

Anzahl der Portionen: ca. 1 Portion

Würzig geröstete Edamame:

Zutaten:

- 2 Tassen gefrorene Edamame, aufgetaut
- 1 Esslöffel Olivenöl
- 1 Teelöffel Sojasauce
- 1/2 Teelöffel Chilipulver
- 1/4 Teelöffel Knoblauchpulver
- 1/4 Teelöffel Cayennepfeffer (nach Geschmack)
- Salz nach Geschmack

Anweisungen:

1. Den Ofen auf 200°C (400°F) vorheizen und ein Backblech mit Backpapier auslegen.
2. In einer Schüssel aufgetaute Edamame mit Olivenöl, Sojasauce, Chilipulver, Knoblauchpulver, Cayennepfeffer und Salz vermengen, bis sie gut bedeckt sind.
3. Die gewürzten Edamame in einer einzigen Schicht auf dem vorbereiteten Backblech verteilen.
4. Im vorgeheizten Ofen 15-20 Minuten rösten, dabei nach der Hälfte der Zeit umrühren, bis die Edamame goldbraun und leicht knusprig sind.
5. Die würzig gerösteten Edamame vor dem Servieren einige Minuten abkühlen lassen.

Nährwertangaben (pro Portion - 1/2 Tasse):

- Kalorien: ca. 120 kcal
- Eiweiß: 9g
- Fett: 6g
- Kohlenhydrate: 9g
- Ballaststoffe: 4g
- davon Zucker: 2g

Zubereitungszeit: 5 Minuten

Röstzeit: 15-20 Minuten

Anzahl der Portionen: ca. 4 Portionen

Hausgemachte Veggie Chips:

Zutaten:

- 2 große Süßkartoffeln, in dünne Scheiben geschnitten
- 2 Zucchini, in dünne Scheiben geschnitten

- 1 Esslöffel Olivenöl
- 1/2 Teelöffel Paprika
- 1/2 Teelöffel Knoblauchpulver
- 1/4 Teelöffel Zwiebelpulver
- Salz und Pfeffer nach Geschmack

Anweisungen:

1. Den Ofen auf 190°C (375°F) vorheizen und zwei Backbleche mit Backpapier auslegen.
2. In einer großen Schüssel dünn geschnittene Süßkartoffeln und Zucchini mit Olivenöl, Paprikapulver, Knoblauchpulver, Zwiebelpulver, Salz und Pfeffer vermengen, bis sie gut bedeckt sind.
3. Die Gemüsescheiben in einer Schicht auf den vorbereiteten Backblechen verteilen.
4. Im vorgeheizten Ofen 20-25 Minuten backen, dabei die Pommes frites nach der Hälfte der Zeit wenden, bis sie knusprig und goldbraun sind.
5. Die selbstgemachten Gemüsechips vor dem Servieren abkühlen lassen.

Nährwertangaben (pro Portion - 1 Tasse gemischte Gemüsechips):

- Kalorien: ca. 150 kcal
- Eiweiß: 2g
- Fett: 7g
- Kohlenhydrate: 22g
- Ballaststoffe: 5g
- davon Zucker: 6g

Zubereitungszeit: 15 Minuten

Backzeit: 20-25 Minuten

Anzahl der Portionen: ca. 4 Portionen

Hummus und Gurkenröllchen:

Zutaten:

- 1 große Gurke
- 1 Tasse Hummus (gekauft oder selbstgemacht)
- 1/4 Tasse Kirschtomaten, halbiert
- Frische Petersilie zum Garnieren
- Prise geräuchertes Paprikapulver (optional)

Anweisungen:

1. Die Gurke waschen und schälen.
2. Mit einem Sparschäler oder einer Mandoline die Gurke in dünne, lange Streifen schneiden.
3. Lege einen Gurkenstreifen flach hin und verteile eine dünne Schicht Hummus darüber.
4. Ein paar halbierte Kirschtomaten an einen Rand des Gurkenstreifens legen.
5. Den Gurkenstreifen fest ausrollen, sodass eine kleine Rolle entsteht.
6. Befestigen Sie die Rolle bei Bedarf mit einem Zahnstocher.
7. Wiederholen Sie den Vorgang mit den restlichen Gurkenstreifen.
8. Hummus und Gurkenröllchen auf einer Servierplatte anrichten.
9. Mit frischer Petersilie garnieren und nach Belieben mit einer Prise geräuchertem Paprikapulver bestreuen.

Nährwertangaben (pro Portion - 3 Brötchen):

- Kalorien: ca. 100 kcal
- Eiweiß: 4g
- Fett: 6g
- Kohlenhydrate: 9g
- Ballaststoffe: 3g
- Zucker: 3g

Zubereitungszeit: 15 Minuten

Anzahl der Portionen: ca. 4 Portionen

Reiskuchen mit Avocado und Kirschtomaten:

Zutaten:

- 4 Reiswaffeln
- 1 reife Avocado, in Scheiben geschnitten
- 1 Tasse Kirschtomaten, halbiert
- Mit Olivenöl beträufeln
- Bestreuung mit Meersalz und schwarzem Pfeffer
- Frische Basilikumblätter zum Garnieren (optional)

Anweisungen:

1. Die Reiswaffeln auf eine Servierplatte legen.
2. Die Avocadoscheiben gleichmäßig auf jedem Reiskuchen verteilen.
3. Die Avocado mit halbierten Kirschtomaten belegen.
4. Die Reiswaffeln mit Olivenöl beträufeln.

5. Mit Meersalz und schwarzem Pfeffer abschmecken.

6. Optional: Für zusätzlichen Geschmack mit frischen Basilikumblättern garnieren.

7. Sofort servieren und genießen!

Nährwertangaben (pro Portion - 1 Reiswaffeln mit Toppings):

- Kalorien: ca. 120 kcal

- Eiweiß: 2g

- Fett: 7g

- Kohlenhydrate: 14g

- Ballaststoffe: 2g

- davon Zucker: 1g

Zubereitungszeit: 10 Minuten

Anzahl der Portionen: ca. 4 Portionen

ESSENSPLANUNG UND PORTIONSKONTROLLE

Ausgewogene und nährstoffreiche Mahlzeiten kreieren

Die Zubereitung ausgewogener und nährstoffreicher Mahlzeiten für einen veganen Diabetiker-Lebensstil ist unerlässlich, um den Blutzuckerspiegel effektiv zu kontrollieren und gleichzeitig eine optimale Ernährung zu gewährleisten. Hier ist ein Leitfaden, der Ihnen hilft, ausgewogene und gesunde Mahlzeiten auf pflanzlicher Basis zuzubereiten:

1. **Grundlage von nicht-stärkehaltigem Gemüse:**
    Beginnen Sie Ihre Mahlzeiten mit einer Vielzahl von nicht stärkehaltigem Gemüse wie Blattgemüse, Brokkoli, Blumenkohl, Paprika und Zucchini. Diese sind kohlenhydratarm und reich an Ballaststoffen und essentiellen Nährstoffen.

2. **Pflanzliche Proteine:**
    Fügen Sie Quellen für pflanzliche Proteine hinzu, um essentielle Aminosäuren bereitzustellen, ohne den Blutzucker in die Höhe zu treiben. Beispiele sind Tofu, Tempeh, Linsen, Kichererbsen, schwarze Bohnen und Edamame.

3. **Vollkornprodukte für anhaltende Energie:**
    Wählen Sie Vollkornprodukte wie Quinoa, braunen Reis, Bulgur oder Gerste für anhaltende Energie und zusätzliche Ballaststoffe. Diese Getreidesorten haben im Vergleich zu raffiniertem Getreide einen geringeren Einfluss auf den Blutzucker.

4. **Gesunde Fette in Maßen:**
   Nehmen Sie gesunde Fette wie Avocados, Nüsse, Samen und Olivenöl in Maßen zu sich.
   Diese Fette helfen, den Blutzuckerspiegel zu stabilisieren und tragen zur allgemeinen
   Herzgesundheit bei.

5. **Bunte Früchte in Maßen:**
   Genießen Sie bunte Früchte in Maßen und konzentrieren Sie sich auf solche mit einem
   niedrigeren glykämischen Index wie Beeren, Kirschen und Äpfel. Kombinieren Sie sie mit
   Ballaststoffquellen, um die Zuckeraufnahme zu verlangsamen.

6. **Blattgemüse und Kräuter für den Geschmack:**
   Verbessern Sie den Geschmack Ihrer Mahlzeiten mit Blattgemüse wie Spinat, Grünkohl und
   Kräutern wie Koriander und Petersilie. Sie sorgen für einen Frischeschub ohne übermäßige
   Kalorien oder Kohlenhydrate.

7. **Portionskontrolle:**
   Üben Sie eine achtsame Portionskontrolle, um zu vermeiden, dass Sie zu viel essen.
   Verwenden Sie kleinere Teller und achten Sie auf Hunger- und Sättigungssignale.

8. **Ausgewogene Makronährstoffverhältnisse:**
   Strebe eine ausgewogene Verteilung der Makronährstoffe – Kohlenhydrate, Proteine und
   Fette – in jeder Mahlzeit an. Dies hilft, Blutzuckerspitzen zu verhindern und unterstützt den
   allgemeinen Nährstoffbedarf.

9. **Ballaststoffreiche Lebensmittel:**
   Bevorzugen Sie ballaststoffreiche Lebensmittel wie Gemüse, Obst, Vollkornprodukte und
   Hülsenfrüchte. Ballaststoffe helfen, den Blutzuckerspiegel zu regulieren und fördern die
   Gesundheit der Verdauung.

10. **Flüssigkeitszufuhr mit Wasser:**
    Bleiben Sie den ganzen Tag über gut hydriert mit Wasser. Schränken Sie zuckerhaltige
    Getränke ein und entscheiden Sie sich für Kräutertees oder Infused Water für zusätzliche
    Abwechslung.

11. **Konsistenz des Essenszeits:**
    Legen Sie regelmäßige Essenszeiten fest, um den Blutzuckerspiegel zu regulieren. Ein
    konsistentes Timing der Mahlzeiten kann zu einer besseren Glukosekontrolle beitragen.

12. **Beschränken Sie stark verarbeitete Lebensmittel:**

Minimieren Sie den Verzehr von stark verarbeiteten und raffinierten Lebensmitteln, da diese oft zugesetzten Zucker enthalten und es ihnen an essentiellen Nährstoffen mangelt.

13. Integrieren Sie nährstoffreiche Snacks:

Wählen Sie nährstoffreiche Snacks wie Rohkost mit Hummus, eine Handvoll Nüsse oder frisches Obst, um das Energieniveau zwischen den Mahlzeiten aufrechtzuerhalten.

14. Regelmäßige körperliche Aktivität:

Nehmen Sie regelmäßige körperliche Aktivität in Ihre Routine auf, um die Insulinsensitivität zu verbessern und das allgemeine Wohlbefinden zu fördern.

15. Konsultieren Sie medizinisches Fachpersonal:

Arbeiten Sie eng mit medizinischem Fachpersonal oder einem registrierten Ernährungsberater zusammen, um einen personalisierten Ernährungsplan zu entwickeln, der auf Ihre spezifischen gesundheitlichen Bedürfnisse und Vorlieben zugeschnitten ist.

Den glykämischen Index für bessere Entscheidungen verstehen

Das Verständnis des glykämischen Index (GI) ist entscheidend, um fundierte Ernährungsentscheidungen zu treffen, insbesondere für Personen, die mit Typ-2-Diabetes zu kämpfen haben. Hier sind einige relevante Hinweise, um Ihr Verständnis des glykämischen Index für eine bessere Lebensmittelauswahl zu verbessern:

1. Grundlagen des glykämischen Index:

Der glykämische Index misst, wie schnell Kohlenhydrate in der Nahrung den Blutzuckerspiegel ansteigen lassen. Die Lebensmittel werden auf einer Skala von 0 bis 100 eingestuft, wobei höhere Werte auf einen schnelleren und stärkeren Anstieg des Blutzuckers hinweisen.

2. Lebensmittel mit niedrigem, mittlerem und hohem GI:

Niedriger GI (55 oder weniger): Lebensmittel, die Glukose langsam freisetzen, was zu einem allmählichen Anstieg des Blutzuckers führt. Beispiele hierfür sind die meisten nicht stärkehaltigen Gemüsesorten, Hülsenfrüchte und Vollkornprodukte.

Moderater GI (56-69): Lebensmittel mit mäßigem Einfluss auf den Blutzucker. Beispiele hierfür sind einige Früchte, Vollkornprodukte und Süßkartoffeln.

Hoher GI (70 und höher): Lebensmittel, die den Blutzuckerspiegel schnell ansteigen lassen. Beispiele hierfür sind raffiniertes Getreide, zuckerhaltiges Getreide und bestimmte verarbeitete Snacks.

3. **Kombination von Lebensmitteln mit hohem GI mit Ballaststoffen und Proteinen:**
   Die Kombination von Lebensmitteln mit hohem glykämischen Index mit Ballaststoff- und Proteinquellen kann dazu beitragen, die Aufnahme von Zucker zu verlangsamen und den glykämischen Gesamteinfluss einer Mahlzeit zu reduzieren.

4. **Die glykämische Last (GL) verstehen:**
   Die glykämische Last berücksichtigt sowohl die Qualität als auch die Quantität der Kohlenhydrate in einer Portion. Er liefert ein genaueres Bild der Auswirkungen eines Lebensmittels auf den Blutzucker im Vergleich zum glykämischen Index allein.

5. **Auswahl von vollwertigen, unverarbeiteten Lebensmitteln:**
   Vollwertige, unverarbeitete Lebensmittel haben im Allgemeinen einen niedrigeren GI. Entscheiden Sie sich für Vollkornprodukte, frisches Obst und Gemüse und minimal verarbeitete pflanzliche Proteine, um den Blutzuckerspiegel stabil zu halten.

6. **Priorisierung von nicht stärkehaltigem Gemüse:**
   Nicht-stärkehaltiges Gemüse wie Blattgemüse, Brokkoli und Paprika sind sowohl kohlenhydrat- als auch kalorienarm, was sie zu einer ausgezeichneten Wahl für Menschen macht, die mit Diabetes zu kämpfen haben.

7. **Achten Sie auf die Portionsgrößen:**
   Selbst Lebensmittel mit niedrigem GI können den Blutzucker beeinflussen, wenn sie in großen Mengen verzehrt werden. Achten Sie auf die Portionsgrößen, um die Gesamtkohlenhydrataufnahme zu steuern.

8. **Einschließlich gesunder Fette:**
   Die Kombination von Lebensmitteln mit niedrigem GI und gesunden Fetten kann die Verdauung weiter verlangsamen und dazu beitragen, den Blutzuckerspiegel konstant zu halten. Avocados, Nüsse und Olivenöl sind gute Optionen.

9. **Ausgewogenheit von Lebensmitteln mit hohem GI und Lebensmitteln mit niedrigem GI:**
   Das Ausbalancieren einer Mahlzeit durch die Aufnahme von Lebensmitteln mit hohem und niedrigem GI kann dazu beitragen, einen stetigeren Anstieg des Blutzuckers zu erzielen und starke Spitzen zu verhindern.

10. **Testen einzelner Antworten:**

Individuelle Reaktionen auf dasselbe Lebensmittel können unterschiedlich ausfallen. Eine regelmäßige Blutzuckermessung kann Ihnen helfen zu verstehen, wie sich bestimmte Lebensmittel auf Ihren Körper auswirken, und Ihre Ernährung entsprechend anpassen.

11. **Beratung durch medizinisches Fachpersonal:**

Arbeiten Sie mit medizinischem Fachpersonal oder einem registrierten Ernährungsberater zusammen, um einen personalisiertcn Plan zu erstellen, der Ihre spezifischen gesundheitlichen Bedürfnisse, Vorlieben und Ihren Lebensstil berücksichtigt.

Diabetes-freundliche Substitution von Inhaltsstoffen

Diabetesfreundliche Substitutionen und Änderungen in Ihren Inhaltsstoffen können zu einer ausgewogenen und blutzuckerfreundlichen Ernährung beitragen. Hier sind ein paar Ideen:

1. **Vollkorn statt raffiniertes Getreide:**

Wählen Sie Vollkornprodukte wie braunen Reis, Quinoa und Vollkornweizen anstelle von raffiniertem Getreide, um mehr Ballaststoffe und Nährstoffe zu liefern.

2. **Blumenkohl oder brauner Reis statt weißem Reis:**

Entscheiden Sie sich für Blumenkohlreis und braunen Reis als kohlenhydratärmere Alternative zu herkömmlichem weißem Reis.

3. **Süßkartoffeln statt weißer Kartoffeln:**

Wählen Sie Süßkartoffeln für eine Alternative zu weißen Kartoffeln mit niedrigerem glykämischen Index.

4. **Ganze Früchte statt Fruchtsäfte:**

Genießen Sie ganze Früchte anstelle von Fruchtsäften, um von dem Ballaststoffgehalt zu profitieren, der dazu beiträgt, die Zuckeraufnahme zu verlangsamen.

5. **Nuss- oder Samenbutter statt zuckerhaltiger Aufstriche:**

Verwenden Sie natürliche Nuss- oder Samenbutter ohne Zuckerzusatz anstelle von süßen Aufstrichen oder Marmeladen.

6. **Milchfreie Milchalternativen:**

Wählen Sie ungesüßte Mandel-, Soja- oder Hafermilch als Alternative zu gesüßter oder aromatisierter milchfreier Milch.

7. **Griechischer Joghurt oder pflanzlicher Joghurt:**
Entscheiden Sie sich für griechischen Joghurt oder pflanzlichen Joghurt ohne Zuckerzusatz anstelle von gesüßtem Joghurt.

8. **Kräuter und Gewürze statt Salz:**
Würzen Sie Ihre Gerichte mit Kräutern und Gewürzen anstelle von übermäßigem Salz, um den Geschmack zu verbessern, ohne die Gesundheit zu beeinträchtigen.

9. **Gesunde Fette beim Kochen:**
Verwenden Sie Olivenöl, Avocadoöl oder Kokosöl in Maßen zum Kochen anstelle von gesättigten Fetten.

10. **Pasta auf Hülsenfrüchtebasis:**
Wählen Sie Nudeln aus Hülsenfrüchten wie Kichererbsen oder Linsen, die im Vergleich zu herkömmlichen Weizennudeln mehr Ballaststoffe und Proteine liefern.

11. **Stevia- oder Mönchsfrucht-Süßstoffe:**
Verwenden Sie natürliche Süßstoffe wie Stevia oder Mönchsfrucht anstelle von raffiniertem Zucker für die Süße, ohne den Blutzucker zu beeinflussen.

12. **Blumenkohl- oder Zucchini-Nudeln:**
Ersetzen Sie traditionelle Nudeln durch spiralisierte Blumenkohl- oder Zucchininudeln für eine kohlenhydratärmere Option.

13. **Leinsamenschrot statt Mehl:**
Verwenden Sie Leinsamenmehl als Mehlersatz in einigen Rezepten, um Ballaststoffe und gesunde Omega-3-Fettsäuren hinzuzufügen.

14. **Magere Proteine:**
Wählen Sie magere Proteinquellen wie Tofu, Tempeh, Hülsenfrüchte und Geflügel ohne Haut, um die Aufnahme gesättigter Fettsäuren zu reduzieren.

15. **Hausgemachte Salatdressings:**
Bereiten Sie hausgemachte Salatdressings mit Olivenöl, Balsamico-Essig und Kräutern zu, anstatt gekaufte Dressings mit Zuckerzusatz.

16. **Chiasamen statt Eier (zum Binden):**
Verwenden Sie Chiasamen gemischt mit Wasser als Ei-Ersatz beim Backen, um zusätzliche Ballaststoffe und Omega-3-Fettsäuren zu erhalten.

17. Achtsame Portionskontrolle:

Achten Sie auf die Portionsgrößen, um die Kalorien- und Kohlenhydrataufnahme zu regulieren.

18. Regelmäßige körperliche Aktivität:

Integrieren Sie regelmäßige körperliche Aktivität in Ihre Routine, um den Blutzuckerspiegel zu kontrollieren und die allgemeine Gesundheit zu verbessern.

Kluge Entscheidungen in Restaurants treffen

Um in Restaurants kluge Entscheidungen für eine vegane Ernährung zu treffen und gleichzeitig Typ-2-Diabetes zu behandeln, müssen Sie die Menüoptionen und Portionsgrößen sorgfältig abwägen. Hier sind einige Tipps, die Ihnen bei der Restaurantauswahl helfen:

1. **Überprüfen Sie die Speisekarte im Voraus:**
   Schauen Sie sich die Speisekarte des Restaurants online an, bevor Sie vegane und diabetesfreundliche Optionen finden. Auf diese Weise können Sie im Voraus fundierte Entscheidungen treffen.

2. **Entscheiden Sie sich für vollwertige, pflanzliche Lebensmittel:**
   Entscheiden Sie sich für Gerichte, die sich auf vollwertige, pflanzliche Lebensmittel wie Gemüse, Hülsenfrüchte, Vollkornprodukte und Nüsse konzentrieren. Diese Optionen enthalten in der Regel weniger raffinierte Kohlenhydrate.

3. **Suchen Sie nach gegrillten oder gedämpften Optionen:**
   Wählen Sie gegrillte, gedämpfte oder gebratene Gerichte anstelle von frittierten. Dies reduziert den Gesamtfettgehalt und hilft, die Kalorienaufnahme zu kontrollieren.

4. **Fragen Sie nach Änderungen:**
   Zögern Sie nicht, nach Änderungen zu fragen, die Ihren Ernährungsbedürfnissen entsprechen. Fragen Sie zum Beispiel nach Gerichten ohne Zuckerzusatz, Saucen als Beilage oder Ersatz für raffiniertes Getreide.

5. **Kontroll-Portionsgrößen:**
   Achten Sie auf die Portionsgrößen. Erwägen Sie, größere Gerichte zu teilen oder fragen Sie nach einer halben Portion. Dies hilft, übermäßiges Essen zu verhindern und die Kohlenhydrataufnahme besser zu steuern.

6. **Vermeiden Sie zuckerhaltige Getränke:**
   Entscheiden Sie sich für Wasser, Kräutertee oder andere ungesüßte Getränke anstelle von zuckerhaltigen Getränken. Dies hilft, den zugesetzten Zucker zu kontrollieren, der den Blutzuckerspiegel beeinflussen kann.

7. **Stellen Sie Fragen zur Vorbereitung:**
   Erkundigen Sie sich, wie die Gerichte zubereitet werden. Vermeiden Sie versteckte Quellen für zugesetzten Zucker, übermäßige Öle oder natriumreiche Gewürze.

8. **Wählen Sie niedrig-glykämische Optionen:**
Bevorzugen Sie niedrig-glykämische Optionen wie nicht stärkehaltiges Gemüse, Vollkornprodukte und Hülsenfrüchte. Diese Entscheidungen tragen zu einem stabilen Blutzuckerspiegel bei.

9. **Wählen Sie proteinreiche Lebensmittel aus:**
Stellen Sie sicher, dass Ihre Mahlzeit ausreichend Protein enthält, indem Sie pflanzliche Quellen wie Tofu, Tempeh, Bohnen oder Linsen wählen. Protein hilft, satt zu bleiben und kann den Blutzucker stabilisieren.

10. **Achten Sie auf Salatdressings:**
Entscheiden Sie sich für Vinaigrettes oder Dressings an der Seite, um die verwendete Menge zu kontrollieren. Viele Restaurant-Dressings können reich an zugesetztem Zucker und ungesunden Fetten sein.

11. **Planen Sie das Dessert achtsam ein:**
Wenn Sie sich für ein Dessert entscheiden, wählen Sie Optionen, die weniger Zucker enthalten, oder teilen Sie sie mit anderen, um die Portionsgrößen zu kontrollieren.

12. **Bleiben Sie hydriert:**
Trinken Sie während der gesamten Mahlzeit Wasser, um hydriert zu bleiben. Manchmal kann Durst mit Hunger verwechselt werden, was zu übermäßigem Essen führt.

13. **Mäßigung im Umgang mit Alkohol:**
Wenn Sie Alkohol konsumieren, tun Sie dies in Maßen. Wählen Sie Optionen wie Wein oder Spirituosen ohne zuckerhaltige Mixer.

14. **Berücksichtigen Sie Ihre individuellen Bedürfnisse:**
Die Ernährungsbedürfnisse eines jeden Menschen sind einzigartig. Wenn Sie spezielle Bedenken oder Vorlieben haben, kommunizieren Sie mit dem Kellner oder Koch, um Ihren Anforderungen gerecht zu werden.

15. **Hören Sie auf Ihren Körper:**
Achte auf die Hunger- und Sättigungssignale deines Körpers. Hören Sie auf zu essen, wenn Sie satt und nicht übermäßig satt sind.

Indem Sie proaktiv sind, Fragen stellen und durchdachte Entscheidungen treffen, können Sie das Essen im Restaurant genießen und sich gleichzeitig vegan für Typ-2-Diabetes ernähren. Es ist wichtig, den Genuss mit der achtsamen Berücksichtigung Ihrer Gesundheitsziele in Einklang zu bringen.

Soziale Situationen mit Leichtigkeit meistern

Als Veganer mit Typ-2-Diabetes in sozialen Situationen mit Essen umzugehen, erfordert eine durchdachte Planung und effektive Kommunikation. Hier sind einige Tipps, die Ihnen helfen, diese Situationen mit Leichtigkeit zu meistern:

1. **Kommunizieren Sie Ihre Ernährungsbedürfnisse:**
   Informiere deine Freunde oder Gastgeber im Voraus über deine Ernährungsvorlieben und Einschränkungen. Dies gibt ihnen Zeit, entsprechend zu planen, und stellt sicher, dass es geeignete Optionen für Sie gibt.

2. **Biete an, ein Gericht beizusteuern:**
   Biete an, ein veganes und diabetesfreundliches Gericht zum Teilen mitzubringen. Dies stellt nicht nur sicher, dass Sie eine geeignete Option haben, sondern führt auch andere in köstliche pflanzliche Optionen ein.

3. **Fokus auf Vollwertkost:**
   Bevorzugen Sie vollwertige, pflanzliche Lebensmittel wie Gemüse, Obst, Hülsenfrüchte und Vollkornprodukte. Diese Entscheidungen sind wahrscheinlich vegan und haben einen geringeren Einfluss auf den Blutzuckerspiegel.

4. **Wählen Sie Wisely aus dem Menü:**
   Wenn Sie auswärts essen, überprüfen Sie die Speisekarte nach Möglichkeit im Voraus. Wählen Sie Optionen, die sowohl Ihren veganen als auch Ihren diabetesfreundlichen Anforderungen entsprechen. Bitten Sie den Server bei Bedarf um Änderungen.

5. **Portionskontrolle üben:**
   Achten Sie auf die Portionsgrößen, um die Kohlenhydrataufnahme zu kontrollieren. Erwägen Sie, Geschirr zu teilen oder Reste einzupacken, um zu vermeiden, dass Sie zu viel essen.

6. **Bleiben Sie hydriert:**
   Trinken Sie Wasser bei gesellschaftlichen Zusammenkünften. Dies hilft nicht nur bei der Flüssigkeitszufuhr, sondern kann auch übermäßiges Essen verhindern.

7. **Seien Sie zuversichtlich in Ihren Entscheidungen:**
   Fühlen Sie sich sicher, wenn Sie Ernährungsentscheidungen treffen, die mit Ihren Gesundheitszielen übereinstimmen. Du kannst Lebensmittel, die nicht deinen Anforderungen entsprechen, höflich ablehnen.

8. **Informieren Sie andere über Ihre Bedürfnisse:**
   Wenn jemand neugierig auf Ihre Ernährungsgewohnheiten oder Einschränkungen ist, nutzen Sie die Gelegenheit, Informationen über Veganismus und den Umgang mit Typ-2-Diabetes zu teilen. Bildung kann Verständnis fördern.

9. **Wählen Sie soziale Treffpunkte mit veganen Optionen:**
   Schlagen Sie Restaurants oder Veranstaltungsorte mit veganen Optionen vor, wenn Sie gesellschaftliche Ausflüge planen. Das macht es für alle einfacher, das Essen zu genießen.

10. **Bringen Sie Snacks mit:**
    Bewahren Sie einen Vorrat an veganen und diabetesfreundlichen Snacks in Ihrer Tasche auf. So stellen Sie sicher, dass Sie etwas zum Knabbern haben, wenn die verfügbaren Optionen begrenzt sind.

11. **Bleiben Sie positiv und flexibel:**
    Gehen Sie soziale Situationen mit einer positiven Einstellung an und seien Sie flexibel. Es ist in Ordnung, wenn die Dinge nicht genau so laufen wie geplant. Anpassungsfähigkeit ist der Schlüssel.

12. **Planen Sie im Voraus für besondere Anlässe:**
    Kommunizieren Sie bei besonderen Anlässen mit den Organisatoren und planen Sie das Menü gemeinsam, um sicherzustellen, dass es geeignete Optionen für Sie gibt.

13. **Seien Sie gnädig und wertschätzend:**
    Drücke deine Dankbarkeit für die Bemühungen aus, die andere unternommen haben, um deinen Ernährungsbedürfnissen gerecht zu werden. Eine positive Einstellung fördert Verständnis und Wertschätzung.

14. **Konzentrieren Sie sich auf den sozialen Aspekt:**
    Verlagern Sie den Fokus bei gesellschaftlichen Zusammenkünften vom Essen auf die soziale Interaktion. Die Gesellschaft anderer zu genießen, kann die Veranstaltung über den kulinarischen Aspekt hinaus erfüllend machen.

15. **Holen Sie sich Unterstützung von Freunden und Familie:**
    Holen Sie sich die Unterstützung von Freunden und Familie bei Ihrer Ernährung. Ein unterstützendes Netzwerk kann soziale Situationen angenehmer und stressfreier machen.

Vergessen Sie nicht, dass es in Ordnung ist, sich für Ihre gesundheitlichen Bedürfnisse einzusetzen, während Sie an gesellschaftlichen Veranstaltungen teilnehmen. Indem Sie vorausschauend planen, effektiv kommunizieren und fundierte Entscheidungen treffen, können Sie soziale Situationen, in denen es um Essen geht, mit Leichtigkeit meistern.

www.ingramcontent.com/pod-product-compliance
Lightning Source LLC
Chambersburg PA
CBHW081446250726
48662CB00009B/2974